陪 伴 女 性 终 身 成 长

U0339545

惊人的
超慢跑

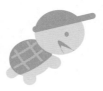

[日] 梅方久仁子 著

游韵馨 译

江西科学技术出版社

2018年·南昌

序

　　所谓超慢跑，是指以与走路一样，甚至更慢的超慢速跑步的运动。

　　在极慢的速度下，大部分人都不会感到痛苦，还能轻松跑步，享受大汗淋漓的畅快感。而且**一旦养成习惯，在不知不觉中身体就会变好，体力也会增强，让你在日常生活中充满活力。**

　　"我不喜欢运动，要我跑步简直是要我的命！"——有这种想法的人，请务必尝试一次超慢跑。

　　"我虽然不讨厌运动，但跑步好痛苦，我不喜欢。"——如果你是这样想的，超慢跑或许能改变你的想法！

　　如果你是很喜欢运动，而且是更喜欢跑步的人，请你一定要阅读本书。

　　自信体力很好的你，是否以为讨厌运动的家人或朋友根本没有毅力？其实他们只是一直没有找到自己身体能负荷的运动而已。超慢跑绝对也能让他们和你一样体会到运动的乐趣。

　　对于大多数缺乏运动且体力不足的现代人来说，速度慢到惊人的超慢跑才是最合适的运动。**本书将彻底改变你对"慢跑"的固有印象，任何人都能轻松实践的超慢跑运动法，不仅能有效瘦身，还能帮你找回健康。**

　　感受四季的变化，慢慢地跑步，真的是一件轻松又愉快的事情。希望本书能让更多人感受到这份喜悦。

梅方久仁子

目 录

跑得越慢越健康

01 超慢跑是有益健康的有氧运动 // 20

02 惊人的瘦身效果 // 25

超慢跑方法大公开

超慢跑Q&A，解除你心中的疑虑

第5章 **七大守则，让你健康超慢跑！**

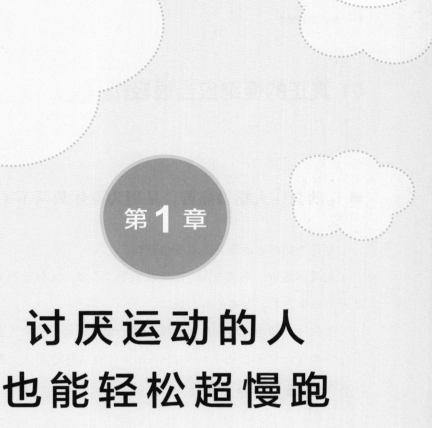

第1章

讨厌运动的人
也能轻松超慢跑

01 真正的慢跑应当很轻松

● 运动会让人觉得痛苦，是因为身体负荷不了

你是否觉得运动就是要忍受痛苦？

如果你是乐于吃苦的人，当然没问题。不过，大部分的人都是因为感觉太累、太痛苦而不想动。

"我当然知道运动有益于健康，但一想到运动后整个人会好累、好痛苦，就不想动了！"——如果你有这样的想法，那就从现在开始重新思考，开始改变。

你之所以会觉得运动很痛苦，并不是因为你不善于运动，也不是因为你没有毅力。

原因其实很简单，只是因为你的身体负荷不了这个运动的强度而已。

适当强度的运动其实是很舒服的，不但没有喘不上气来的感觉，还能感受到温暖的血液流遍全身，让人通体舒畅。

那么，到底多大的运动强度才能让人感受到这种舒畅感呢？这一点因身体素质不同而有所差异。

　　还记得学生时代上体育课时的场景吗？一群人在一起运动时，就会看到体力好的人运动起来很轻松，而体力差的人没过多久就气喘吁吁了。

　　虽然不少运动专家建议"按照自己的步调慢慢运动即可"，但对于没有运动习惯，又不喜欢大量出汗的人而言，实在很难找到自己能接受并喜欢的运动步调。最后的结果往往就是过度忍耐，让运动成为痛苦的代名词。

● 以合适的速度跑步，就不会觉得痛苦

　　"每次慢跑，呼吸就会加速，到最后连100米都跑不了。"

　　——可能很多人都有过这样的经历。

　　"我算是能跑的人，但因为太痛苦了，反而讨厌慢跑。"

　　——我想有这种感觉的人也不在少数。

　　"因为太痛苦了，所以我讨厌慢跑。"

　　——这种说法实在令人费解，**因为慢跑本来就不是一种让人觉得痛苦的运动。**

　　之所以有这种感受，并不是因为你没有体力，而是因为你选择了不合适的速度跑步。

对于因缺乏运动而导致体力不足的大多数现代人而言，最适合自身步调的慢跑运动，其实是速度慢到惊人的超慢跑。超慢跑是一种缓慢且轻松的运动，其速度甚至比走路还慢。它将彻底改变你对"慢跑"的印象。

大部分人都能轻松完成的超慢跑运动，不仅可以让你感受到运动的舒畅感，还能有效瘦身。就算是完全没有运动细胞的人，也可以轻松掌握。对于忙碌的上班族来说，超慢跑更是一种新兴运动，对保持身心健康有着极大的功效。

● 走路的运动强度过于低微

或许你会想："如果要做自己身体能负荷的运动的话，走路不就行了吗？"

走路的确是轻松愉快的运动，一点也不会让你觉得痛苦。然而，**对于大多数身体健康的成年人而言，走路的运动强度过于低微**。不仅不容易大量流汗，而且对热量的消耗也不足，花再多时间与精力也无法达到有效瘦身或增强体质的效果。（具体请参照第2章的内容）

那么快走呢？快走的确有相当的强度，但不习惯快走运动的人，无法轻松地快速行走，于是便无法获得快感，也看不到成果，虽然不会感到痛苦，却会因过程单调无趣而无法长期坚持。

　　懒得运动、不会运动的你可以放心了，超慢跑是一种可以根据自己的体力适时调整强度的最佳运动。

02 超慢跑，让你摘掉"不会运动"的帽子

● 体育成绩不及格，也能轻松超慢跑

很难想象我这个原本完全不擅长运动，甚至连简单活动一下筋骨也嫌麻烦的人，竟然已坚持超慢跑超过10年了！

我从小就喜欢在家里躺着看书，不太喜欢去外面玩。小学时，我的体育成绩是"不及格"，初中、高中参加的也都是不需要运动的文化类社团。

而且，自三十出头成为作家以来，我从早到晚都待在家里，坐在电脑前不停地写作。比起在外工作的上班族，在家工作的人活动时间更是少得可怜。

我还用过曾经很流行的游戏式计步器，结果却发生了一天只走了500步，导致计步器里的游戏人物一气之下离家出走的"惨剧"。

原本讨厌运动的我，却在两三年的超慢跑练习之后有了很明显的改变。现在，我每年都能跑完好几次全程马拉松。由此可见，超慢跑真的是一项很有益的运动。

当然，参加马拉松比赛需要相当程度的训练，但也不需要每天一大早起来做跑步练习，更不需要跑到上气不接下气，而且在训练过程中完全不用忍受任何痛苦。

18年前，我因为严重缺乏运动，导致腰腿无力，体重也直线上升。就在我觉得自己再这样下去不行的时候，一位朋友邀我一起慢跑，还跟我说：

"真的只要慢慢跑就可以了。"

在她的鼓励之下，我开始尝试慢跑。不过，虽说是"慢跑"，一开始我还是会跑得喘不上气，连50米都跑不动。

后来，我又下定决心以极慢的速度再跑一次。

没想到竟然成功了！当时我的速度是**1千米要跑10分钟左右。**

从学校毕业后我就再也没跑过步，没想到在快迈入40岁时，竟然能坚持跑完1千米。这让我信心大增。

再后来，我接受朋友的邀约，在没进行什么练习的情况下就去参加了市民马拉松大赛。

虽然当时我跑完5千米的成绩是42分钟——较专业跑者而言这速度是很慢的，但我还是成功地达成了自己的目标。

这是我第一次完整地跑完5千米。成功的喜悦，更激起了我继续慢跑的兴趣。

除了喜悦和成就感外，我还获得了额外的"奖励"。在坚持慢跑的过程中，我的体重逐渐下降，坐地铁能跑着上下楼梯，身边的亲友对我的改变也表达了惊讶和赞赏，他们总会在看了我第一眼后，就用充满羡慕的语气说："你瘦了好多哦！"

此外，在慢跑的过程中，我还交到了不少新朋友，这也成为我坚持慢跑的一大动力。

● 轻松慢跑的秘诀就在于保持与走路相同的速度

养成跑步的习惯虽然不难，但跑步本身毕竟不是一件那么有趣的事，所以，想要一直坚持下去，就必须为跑步找到相应的"回报"。

有丰厚的回报，才会让人坚持慢跑。

我想，既然已经决定要慢跑了，就要提升一下自己慢跑的能力，于是开始收集与慢跑有关的各种信息。

就在此时，我得知**在专业的慢跑者中，有些人提倡以极慢速长时间跑步，他们认为这是最好的运动方式。**

佐佐木功先生与浅井惠理子小姐合著的《跑得慢才会跑得快》一书中，就曾揭秘前奥运选手浅井小姐在练习时，曾经用时7～8分钟跑完1千米，慢得着实令人惊讶。

对于经常跑步的人来说，即使慢慢跑，1千米也只需5～6分钟而已。虽然我的速度比他们更慢，但刚开始练习时，1千米大概也只需要7分钟就能跑完。既然浅井小姐跑1千米用时7～8分钟，那就代表我可以再慢一点。于是我决定尝试1千米跑8～9分钟。没想到，这样跑起来真的相当轻松愉快。如果我走快一点，1千米大概不到9分钟就能走完。也就是说，1千米8～9分钟的慢跑速度就跟走路差不多，但**跑步比走路更轻松，也更畅快**。

正因为超慢跑一点也不痛苦，所以只要有时间，我也能轻松完成20～30千米长距离慢跑练习。

就在我开始超慢跑后，原本平稳的记录突飞猛进，真的是"跑得越慢，才会跑得越快"。对于那个时候的我而言，1千米跑8～9分钟应该是最合适的了。

既然那个时候的我可以1千米跑8～9分钟，那么，对于体力差、尚未习惯跑步的人而言，也许可以用更慢的速度来跑步。

在进一步调查之后，我发现日本福冈大学运动科学系的田中宏晓教授在《聪明跑完全程马拉松》一书中写道：**"以极慢的速度跑步，也能增强体力。"**

于是我邀请朋友一起亲身检验这个理论，没想到原本认为"我根本没办法慢跑"的朋友们，居然都轻松愉快地完成了超慢跑的尝试。

"我跑不动""跑步好痛苦""懒得跑步"……你会有这些想法，全都是因为你跑步的速度错了！

只要找到适合自己的速度，任何人都可以轻松地慢跑。

03 慢慢跑，谁都做得到

我在写这本书时，邀请了几位从来没有运动经验的朋友一起尝试超慢跑，下面我将在此为大家介绍他们的体验结果。

● 案例1 超慢跑让我爱上了运动！

第一位要介绍的是家庭主妇N女士（45岁）。她从学生时代就很讨厌运动，几乎没有任何运动经验。

她曾是一位从事行政工作的上班族，这几年则专心投入家庭，每天都在家里相夫教子。

"跑步实在是太累了！"如果不是患上了高脂血症，医生建议要多运动，她对跑步的固有印象大概永远不会改变。但没想到的是，在加入"超慢跑"的行列后，她才发现，**超慢跑完全不会让她上气不接下气，轻轻松松就能完成。**

虽然她刚开始还掌握不了诀窍，但跑了大概10分钟之后，便能维持住一定步调，最后坚持跑了20分钟左右。虽然第二天全身肌肉酸痛不已，但她还是萌生了"我做得到"的信心。从第二周开始，她便养成了每周三次超慢跑的运动习惯。

6周后，我再次跟她一起跑步，发现她比刚开始跑得更轻松了，而且即使跑了30分钟，肌肉也不再酸痛。

● 案例2 胖子也能轻松超慢跑

身为职业女性的J小姐（37岁），虽然从小学到高中都一直练习剑道，但工作后就再也没机会运动了。她也曾为减肥先后加入过几个健身俱乐部，却都因缺乏恒心而没坚持。

由于自己颇具"分量"，在尝试超慢跑之前，也曾担心跑步会伤害膝盖。没想到，她竟然能持续跑20分钟。此外，她还体会到**"虽然是跑步，却一点也不痛苦，比想象中还要轻松"**。

第二天，她的脚踝与腰部虽因过度使用而略感酸痛，但小腿肚与大腿肌肉却没有酸痛感。这次的体验让她觉得**超慢跑很有意思，一定可以坚持下去**，于是便养成了超慢跑的习惯。由于职业关系，她常常工作到凌晨1点才回家，因此无法常常慢跑，但她还是会尽量挪出时间，保持每周一次的运动量。

● 案例3 像上瘾般爱上超慢跑

K小姐（37岁）是个标准的上班族，胖胖的她原本也不觉得有什么问题，直到有一回在地铁上被误认为孕妇而被让座。这个沉重的打击让她彻底醒悟了：自己真的该减肥了！

　　在选择超慢跑这项运动之前，她一直担心会不会伤害到身体，会不会喘不过气，会不会感到痛苦。但在跑了20分钟之后，她觉得自己还能再跑下去！

　　假日晴朗的午后，在公园里慢跑的感觉相当惬意，心情也很愉快，更没有非跑不可的心理压力。这让她上瘾般爱上了超慢跑，即便经常加班，但还是能够保持每周三次超慢跑的习惯。

● 案例4　只是试试看，却得到令人惊喜的效果

　　公司职员R小姐（32岁）从小到大几乎没有运动习惯。虽然她很苗条，体力却不好，由于平时完全不运动，因此很担心自己跑不下来。

　　抱着"试试看"的心态，尝试了20分钟左右的超慢跑后，她发现由于**超慢跑的速度比想象中还要慢，因此并不会跑着跑着就喘不上气，完全可以长时间坚持下去。**

　　不过，由于她经常工作到很晚，不便外出跑步，所以转而利用Wii Fit[①]或健身房的跑步机来坚持超慢跑。

注：①Wii Fit：日本任天堂在Wii平台上推出的一系列健身游戏，与具有测量体重等功能的Wii Balance Board（平衡板）配套销售。

● 案例5 90千克的中年男子, 也能轻松跑完15分钟

上班族M先生（49岁）初中时曾加入过排球队，但高中以后就再也没有参加过任何运动项目了。极度缺乏运动的他，体重直线上升，直到体重突破90千克大关后，他终于痛下决心，觉得再这样下去一定会失去健康，于是开始在假日骑自行车，成功瘦到82千克。

瘦是瘦下来了，但BMI①还是有30，仍处于过重的状态。

当我向他提起超慢跑时，他的回答是"我不适合跑步"，但还是参与了超慢跑的体验活动。

体验的结果是他轻轻松松地跑了15分钟左右。不过，他还是担心慢跑会对膝盖造成伤害，因此仍旧觉得骑自行车比跑步更适合自己。

超慢跑是他平时不做的运动，但跑完之后并没有出现肌肉酸痛等反应。

其实，骑自行车和超慢跑一样，都是可以轻松调节运动强度、让人享受到乐趣的运动。喜欢骑自行车且乐在其中的你，继续保持自己的兴趣也是个不错的选择。

注：①BMI：体重指数（Body Mass Index）的简称。其计算方法是用体重（千克）除以身高（米）的平方。标准体重的BMI应为18.5～23.9。

● 案例6　走路很吃力吗？请体验一次超慢跑

从事IT行业的自由作家T先生（49岁）和我一样，整天待在家里对着电脑工作，几乎没有什么运动经验。在实际体验超慢跑之前，他也是那种即使**光走路也很吃力的人。**

然而，跑完后他发现超慢跑比想象中还要轻松，但可能是过度使用了平时不常用的肌肉，跑了20分钟后，他的腰部开始出现疼痛症状。幸好在休息后很快就恢复了，第二天也没有出现肌肉酸痛等问题。

"流汗的感觉真的很棒。"这是他体验后的真心话。他很想坚持下去，可惜工作过于忙碌，最后并没能养成超慢跑的习惯。

● 案例7　把不可能变成可能

本书的编辑Y女士（42岁）从小就是个"运动白痴"。

她学生时代的体育成绩经常不及格，马拉松大赛中5千米跑的名次也常常排在倒数，为了这本书的编辑工作，她不得不尝试超慢跑运动。

她原本认为自己没办法跑完全程，没想到在尝试超慢跑后，**不但毫无痛苦的感觉，反而感到通体舒畅，也跑出了兴趣。最重要的是，才坚持一个月，体重就减少了1千克！**

体验前她还信誓旦旦地说："我绝对不可能养成超慢跑的习惯。"现在的她却已经养成了每周三次、每次长达30分钟的超慢跑运动习惯。

● 任何人都能轻松超慢跑

诚如我上面所举的这些例子，不论是从小不喜欢运动、几十年没有运动习惯的人，还是体重过重、BMI高达30的人，**都能轻松愉快地完成15～20分钟的超慢跑运动**。而且，体验超慢跑后，几乎没有人出现肌肉酸痛等问题，即使腰部出现轻微的不适或酸痛等症状，也只需要稍作休息就能完全恢复。

"超慢跑真的是一项令人心情舒畅，而且轻松不费力的运动！"这是每一位体验者共同的心得体会。但可惜的是，工作忙碌与个人喜好常常会成为无法持续超慢跑的原因，因此如何持之以恒仍是一个关键的问题。

28 天超慢跑打卡表

	1	2	3	4	5	6	7	8	9	10	11	12	13	14
跑程														
用时														
体重														
三围														

	15	16	17	18	19	20	21	22	23	24	25	26	27	28
跑程														
用时														
体重														
三围														

超慢跑小技巧 Tips!

- 超慢跑要缩小步幅、降低步频，两者同时进行。
- 超慢跑的速度与走路差不多，甚至更慢。
- 超慢跑时保持腰背挺直，跑起来更轻松。
- 不用每天都跑，建议每周跑 3~5 次，每次 20~30 分钟。

更多超慢跑技巧请参考《惊人的超慢跑》

第 1 章总结

终于找到一项轻松又愉快的运动了！

◉ 你之所以会觉得运动很痛苦，并不是因为不擅长运动或没有毅力，纯粹是因为**你的身体负荷不了那种运动的强度**而已。

◉ 慢跑会让你感到痛苦并不是因为你没有体力，而是你选择了体力无法负荷的速度跑步。

◉ 走路虽然轻松，但是运动强度太低，也不会让人大量流汗，**热量消耗也较少**。

◉ 比起用自己负荷不了的速度慢跑，以极慢的速度调长时间跑步，反而能让自己跑得更顺畅。

◉ **只要保持极慢的速度**，即使是"运动白痴"，也能轻松愉快地慢跑。

第 **2** 章

跑得越慢越健康

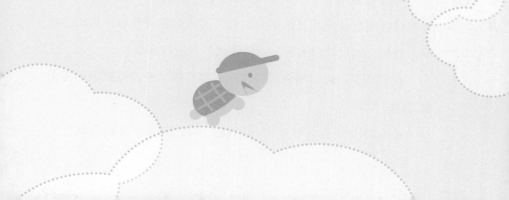

01 超慢跑是有益健康的有氧运动

● 有氧运动是健康的运动

任何人都能轻松实践的超慢跑，究竟属于哪一种运动？

在这一章中，就让我们一起来深入了解！

我想每个人应该都知道**有氧运动有益身体健康**，能燃烧脂肪的韵律操或游泳等运动就是很好的例子。

超慢跑也是一种有氧运动。

● 有氧运动既轻松，又能长时间坚持下去

有氧运动是一种**既轻松又能长时间坚持下去的运动。**

可能有些人以为，一边运动一边呼吸就叫有氧运动，运动时屏住呼吸的就是无氧运动。其实，当我们在进行各种运动的时候，身体会因运动种类进入不同模式，以适应需求。

换句话说，**运动是依照身体的适应方式，分为有氧运动与无氧运动。**

运动时身体会分解糖原与脂肪，产生运动所需的热量。此

时，大量使用氧气的运动就是有氧运动。反之，不太消耗氧气的
运动就是无氧运动。

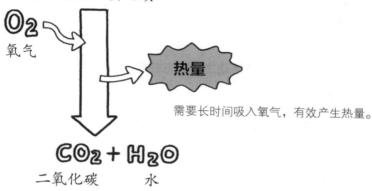

有氧运动

糖·脂肪·蛋白质

O_2 氧气

热量

需要长时间吸入氧气，有效产生热量。

$CO_2 + H_2O$
二氧化碳　　　水

无氧运动

糖·脂肪·蛋白质

热量

无氧代谢，短时间即可产生热量。

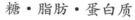
乳酸

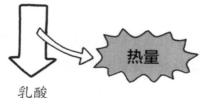
O_2 氧气

热量

接着，人体开始吸收氧气，最后将乳酸分解成二氧化碳和水。

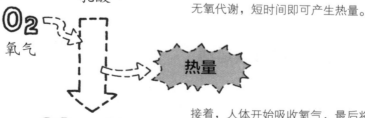
$CO_2 + H_2O$
二氧化碳　　　水

● 有效运动，"持久力"是关键

有氧运动与无氧运动使用的肌肉不一样，这也是区分方式
之一。

肌肉大致可分为两种：一种是虽不具爆发力但能让你长时间
运动的"慢缩肌"；一种是具有超强爆发力但无法持久的"快缩
肌"。一般而言，**有氧运动主要锻炼的是"慢缩肌"，而无氧运
动主要训练的是"快缩肌"。**

其实有氧运动与无氧运动之间并没有那么清晰的界线，绝大
部分的运动都融合了这两种运动形态。一般我们将人体在氧气充
分供应的情况下进行的体育锻炼称为有氧运动，将人体肌肉在无
氧供能代谢状态下进行的运动称为无氧运动。然而，所做的是否
是有氧运动，还是取决于个人的身体状况。举例来说，虽然慢跑
被归类于有氧运动，但并不是每个人都能进入有氧运动的状态。

**因为倘若是在感到勉强或不舒服的状态下，勉强自己拼命跑
下去，极有可能会让身体处于无氧运动的状态。**

● 让慢跑变成有氧运动

想知道自己现在所做的运动是否是有氧运动，只要测量血液
中的乳酸浓度即可。乳酸是运动过程中，体内葡萄糖代谢所产生

的中间产物。如果在几乎不消耗氧气的状态下产生热量，身体就会自然形成乳酸，也就是说，只要进行无氧运动，我们的身体就会产生乳酸。

而有氧运动在产生热量时并不会形成乳酸，因此几乎不会影响血液中的乳酸浓度。换句话说，血液中的乳酸浓度急速攀升与否，就是有氧运动与无氧运动的判断标准。

当运动强度越来越高时，乳酸浓度就会慢慢上升，到了某个临界点便开始急速攀升，这个临界点被称为"无氧阈"（Anaerobic Threshold，AT）[1]。

无氧阈是运动时能够保持稳定运动强度的最大数值。也可以说，运动强度比无氧阈高的运动就是无氧运动，运动强度比无氧阈低的运动就是有氧运动。

跑步时达到无氧阈的速度称为"临界速度"。**想要让跑步成为有氧运动，就一定要维持比临界速度还要慢的速度才行。**

注：①血液中乳酸浓度的变化与是否为无氧运动的判断虽然有密不可分的关系，但严格来说并不相同。最近有些专业书籍以乳酸阈（Lactate Threshold，LT）取代无氧阈（AT），但本书仍使用大家耳熟能详的无氧阈。

● 临界速度越快，跑得越久

临界速度就是长时间持续运动，且不会感到疲劳的最快速度，而每个人的临界速度不尽相同。短跑选手或马拉松选手常以临界速度作为心肺功能评估及耐力跑训练的依据。

想要测量正确的临界速度，就必须以不同的速度跑步，并测量血液中的乳酸浓度。虽然一般人无法轻易地测量到准确数值，但临界速度与跑全程马拉松时的速度不相上下。

顶尖运动员跑全程马拉松的速度大约是20千米／小时；花了好几年积极练习的业余马拉松选手，速度在10～12千米／小时；身体健康的一般人跑完全程马拉松的速度一般在7.5～8.5千米／小时。

本书所列举的全程马拉松速度，是指接受长距离慢跑的严格训练之后，从头到尾保持相同步调时的速度。因缺乏练习导致无法保持相同步调，或是一开始跑太快，中途后继无力而开始走路的状况，不在列举范围内。

那么，该如何提高临界速度呢？其实，只要认真锻炼、增强体力，就能提高临界速度。反之，若运动量不足，临界速度也会随之降低。大部分缺乏运动的人的临界速度比常规的慢跑速度还慢。**因此，想让慢跑变成有氧运动，就要保持极慢的速度才行。**

02 惊人的瘦身效果

● 超慢跑比走路更能燃烧脂肪

其实，走路也是颇具代表性的有氧运动。因为不管临界速度有多慢，走路的速度都不可能快过临界速度。所以，如果只是想进行有氧运动，走路也是很好的选择。

但我更推崇超慢跑这项运动，因为**超慢跑的运动强度比走路更高，也更容易消耗热量。**

我想，正在阅读这本书的读者，如果不是好奇什么是超慢跑，就是有非运动不可的理由，正在为自己寻找一种合适的运动方式吧？而对于大多数人而言，运动的一大动力就是想要减肥。如果是这样，请你务必尝试一次超慢跑。

因为**超慢跑不仅轻松愉快，还能消耗许多热量，对减肥很有帮助。**

有关减肥的书中经常会这样建议："肥胖的人进行慢跑运动，容易伤害到双脚，一开始最好以走路的方式来减轻体重。"从理论上来讲，这样的建议是正确的。

然而，走多少路能减轻多少体重，并没有一定的标准。因为走路方式不同，减重的效果也会不同。

以体重60千克的人1小时走4千米左右的情形为例，消耗的热量大约是240千卡[1]。如果要消耗1千克的脂肪，则须消耗7000千卡左右才行。

那我们来计算一下，消耗1千克的脂肪必须走多久的路：

$$7000千卡 \div (240千卡/小时) \approx 29小时$$

也就是说，即使我们下定决心靠走路来减重，**每天以4千米/小时走30分钟，辛苦29天左右，也只能减轻0.5千克而已。**

因此，如果想先靠走路减轻体重、减少身体负担后再开始慢跑的话，以每天走30分钟来计算，也要花上10个月左右才能减少5千克，而且这还是理论上的理想结果。在实际执行时，往往会因为想着"我每天都在运动啊"而松懈下来，反而吃得更多、毫无节制。如此一来，不但无法如愿以偿地瘦下来，甚至会在正式进入慢跑阶段之前就被挫折感打败而放弃。

既然如此，不如就从慢跑开始，毕竟慢跑的热量消耗量是走路的2倍，效果自然更好。

注：① 1千卡（kcal）/1大卡=4.184千焦（kJ）

● 超慢跑能增加热量的消耗

如果超慢跑的速度跟走路差不多，那么超慢跑到底能不能像一般慢跑一样，消耗那么多热量呢？

我测量了第1章所提到的部分体验者在超慢跑时的热量消耗量。跑步计步器内含有加速度传感器，可感应身体动作，自动计算出热量消耗。虽然不如在实验室中使用气体代谢分析法测算的结果准确，不过还是可以轻松测出大致的热量消耗。

结果如下所示：

	项目	每千米所需时间	每分钟消耗的热量（千卡）	热量消耗倍数（以慢走为基准）
N 女士（45岁）	慢走	13:15	4.0	1.0
	快走	10:47	5.1	1.3
	超慢跑	11:59	9.4	2.3
M 先生（49岁）	慢走	11:32	6.4	1.0
	快走	09:28	8.1	1.3
	超慢跑	08:51	12.3	1.9
T 先生（49岁）	慢走	13:04	3.8	1.0
	快走	10:45	5.1	1.3
	超慢跑	13:28	9.5	2.5
作者（50岁）	慢走	10:56	3.7	1.0
	快走	08:25	5.2	1.4
	超慢跑	07:57	9.3	2.5
	慢跑	06:30	10.0	2.7

几乎所有人的测试结果都能说明，比起慢走时的热量消耗，快走时每分钟的热量消耗大约增加了三成；不过**超慢跑的热量消耗可以达到慢走的1.9～2.5倍。**

以刚刚的算式为例，体重60千克的人必须坚持走路运动10个月才能减轻5千克，如果改成超慢跑运动，只要5个月左右就可以了。

再以第1章介绍过的N女士为例。她慢走1分钟可消耗4.0千卡，30分钟就能消耗120千卡。假设她每天走30分钟，消耗5千克脂肪大约需要 292天。

同样的，她超慢跑1分钟可消耗9.4千卡，30分钟就是282千卡。假设每天超慢跑30分钟，消耗5千克脂肪只需要124天左右即可。

我自己也试着测量了慢跑的结果。以每小时的热量消耗量来看，**超慢跑大约是慢走的2.5倍，但普通慢跑也只有慢走的2.7倍而已。**同样比较每天运动30分钟，消耗5千克脂肪所需的时间，超慢跑大约需要125天，普通慢跑则需要117天左右，从结果来看，差异并不大。

由此可见，**热量消耗虽然多少会受到速度快慢的影响，但运动类型的不同所造成的影响更大。**

● 腰腿零伤害，超慢跑更安全

体重越重越容易伤害到腰腿，这个道理很多人都知道。那进行超慢跑运动也会有这种顾虑吗？

相较于一般的慢跑运动，超慢跑运动时，地面对人体造成的冲击较小，相对来说比较安全。虽然比起走路仍有些危险，但体重较重的人只要多加注意，想要安全地进行超慢跑并不是件难事。

此外，超慢跑运动比走路更容易使身体发热，运动过后也能暂时维持较高的体温。当人体处于高体温状态时，基础代谢率就会提高，能帮助人体消耗多余的热量。

再加上超慢跑还有另一个令你意想不到的好处，那就是**比走路更能锻炼肌肉。**由于人体的肌肉量和基础代谢率有着很大的关系，**肌肉含量越高，基础代谢率就越高。**

对于想要消耗热量、达成减肥目标的人而言，轻松的有氧运动——超慢跑绝对是不二选择。

03 超慢跑的惊人效果

● 不知不觉，越来越健康

不是只有想减肥的人才需要运动，想要维持健康、增强体力，运动才是最好的方式。那么，超慢跑能不能满足这些需求呢？

代谢当量（metabolic equivalents，MET）是运动时的热量消耗与安静不动时的热量消耗间的比值。一般来说，步行为3MET、快走为4MET、跑步为8MET（详见下页插图）。

根据日本厚生劳动省发表的《健康运动指南（2006版）》，想要维持健康，就必须**每周从事23Ex（EX表示进行1MET活动1小时的运动量）的高强度身体活动（运动、生活活动），其中须包含4Ex的剧烈运动。**

相当于 1Ex 的高强度身体活动

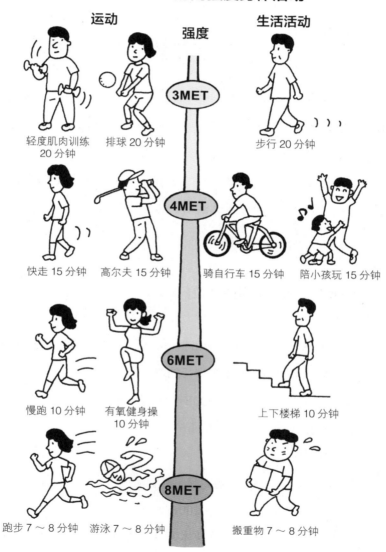

运动　　　　　　强度　　　　生活活动

3MET

轻度肌肉训练　　排球 20 分钟　　　　　　　　步行 20 分钟
20 分钟

4MET

快走 15 分钟　　高尔夫 15 分钟　　骑自行车 15 分钟　陪小孩玩 15 分钟

6MET

慢跑 10 分钟　　有氧健身操　　　　　　　　上下楼梯 10 分钟
　　　　　　　　10 分钟

8MET

跑步 7 ～ 8 分钟　游泳 7 ～ 8 分钟　　　搬重物 7 ～ 8 分钟

数据来源：日本厚生劳动省《健康运动指南（2006 版）》

　　我之所以使用MET与Ex，是为了避免运动量受到体重的影响。因为从事同样的运动，体重较重的人所消耗的热量往往较多，为了避免体重不同而不断改变目标值的状况，我特地使用了不受体重影响的指标。

　　前面提到，每周应从事23Ex的高强度身体活动，其中包括4Ex剧烈运动。这里所谓的"高强度身体活动"指的是3MET以上的活动。安静坐着的身体活动为1MET，不过，安静坐3小时并不能等同于从事3Ex的身体活动，唯有从事步行（3MET）以上的活动，才能算是高强度身体活动。

● 让你有效维持健康的好运动

　　超慢跑属于轻度的慢跑，相当于6MET等级的运动。也就是说，**超慢跑的运动强度为正常步行的2倍。**

　　假设只以正常步行来完成23Ex的运动目标，每天大概要从事1小时左右的步行运动。如果从事6MET的超慢跑运动，只要正常步行的一半时间就能达成目标。在上下班的路上或在日常生活中每天都会走满1小时的人，就无须另外找时间做其他运动了。

　　不过，《健康运动指南（2006版）》也特别指出，23Ex的运动中必须包含4Ex的以活动身体为目的的剧烈运动，这里所说的"剧烈运动"是指与身体活动相同、强度达3MET以上的运动，也就是"与日常生活的行为不同，刻意从事的运动"。因此走路也是符合条件的运动项目之一。而正常步行为3MET、快走为4MET，假设要以走路来达到4Ex剧烈运动的目标，正常步行必须达到1小时20分，即使是快走也需要保证1小时。但超慢跑的强度是6MET，因此只需40分钟就能达成目标。

　　如果要从事既不痛苦，又能够达到既定目标的运动，当然要选择最短时间内就能达成目标的类型，这样才比较容易坚持下去。而超慢跑正是其中最有效率的运动。

04 超慢跑能有效增强体力

● "摄氧量"决定运动强度

《健康运动指南（2006版）》建议的运动量是包括中老年在内的所有年龄层维持健康的最低目标。若想进一步维持健康的生活并增强体力，究竟需要多少运动量才足够呢？

美国运动医学会（ACSM）出版的《运动测试与运动处方指南》（ACSM's Guidelines for Exercise Testing and Prescription）能帮助普通人维持更健康的生活，有效增强体力，是一本极为实用的运动指南。接下来我将根据2010年出版发行的这本书的第8版的内容，为大家介绍最适合维持健康与增强体力的有氧运动强度。

《运动测试与运动处方指南》以每小时的摄氧量（VO_2）作为基准，表示运动强度。

氧气是运动的必备条件。分析运动时呼吸气体的成分，就能了解身体吸入的氧气量。**运动强度越大，身体就会吸入越多氧气**。不过，到某个临界点之后，身体就不再吸入更多氧气，此时的摄氧量被称为最大摄氧量（VO_{2max}）。

与安静时的摄氧量相比，用百分比（%）表示达到最大摄氧量的剩余比例，被称为储备摄氧量（VO_2R）。

可利用下列算式求出储备摄氧量。

$$VO_2R = (VO_2 - 安静时的VO_2) / (VO_{2max} - 安静时的VO_2) \times 100\%$$

安静时的储备摄氧量为0％，身体无法再吸收更多氧气的临界点是100％。换句话说，储备摄氧量就是以百分比表现0到100之间的运动强度。

● 温和的运动，也能强身

由于几十年前的研究对象大多以运动选手为主，因此当时认为要增强体力就必须进行储备摄氧量高达70％的剧烈运动。**不过最新的研究结果表明，即使是储备摄氧量为50％左右的温和运动，也能有效地维持健康、增强体力。**如果是体力极差的人，进行储备摄氧量为30％的运动也会有明显的效果。

因此**对于没有运动习惯的人来说，想要增强体力，不需要一开始就进行激烈的运动，即使是极为温和舒缓的运动，只要坚持下去也能达到强身健体的目的。**

● 看起来温和的超慢跑，功效却很强

前面提过的临界速度，差不多就是储备摄氧量为50％左右的温和运动。大部分30～49岁的健康人士，在经过半年的训练之后，花5～6小时能跑完全程马拉松，此时的临界速度是7.5～8.5千米／小时。假设临界速度的储备摄氧量为50％，当我们以储备摄氧量30%～40％为目标时，跑步速度还可以再慢一点。

此外，日本福冈大学运动科学系的田中宏晓教授也曾发表过一篇研究报告称，他发现以能面带微笑跑步的临界速度，甚至是更慢的"悠闲速度"进行锻炼，能增强训练对象的体力。这里所说的"悠闲速度"的运动就是相当于美国运动医学会建议的储备摄氧量30%～40％的运动。

无论从哪个观点来看，**比临界速度更慢、更温和的超慢跑，都具有增强体力的效果**。在增强体力之后，若是觉得不够，只要稍微加快速度，就能适当调整运动的强度。

总之，如果你想要增强体力，超慢跑可以说是最有效的运动。

05 超慢跑，好畅快！

● 超慢跑让你告别肩膀僵硬、手脚冰冷

如前文所述，超慢跑是具备多重功效的有氧运动。但我真心推荐超慢跑运动的最重要的理由，不是它的多重功效，而是它真的让人既舒服又愉快。

相信绝大多数不喜欢运动的人，都不会轻易相信跑步是一件很轻松的事情。不过，在我邀请他们实际体验之后，他们不只认为超慢跑比想象中轻松，还觉得"出乎意料的开心""心情好舒畅"。

当我们进行强度适中的有氧运动时，全身的血液循环会变得更顺畅，因血瘀而造成的肩膀僵硬就会得到改善，手脚冰冷的症状也会有所缓解。

以我在第1章介绍过的J小姐为例，在她持续超慢跑1个月之后，**长期困扰她的便秘问题竟不药而愈**。我自己则因为跑步可以放松肩膀，而养成了每次肩膀僵硬时都会去跑步的习惯。

● 跑步还能放松大脑

跑步时，脑部的血液循环会变得更顺畅，精神压力也会得到舒缓。

几乎所有体验者都跟我分享，**自从他们开始跑步之后，晚上都睡得很好。**

R小姐每次工作到筋疲力尽的时候，就会去跑步。每次超慢跑后，她身体的倦怠感与肩膀僵硬的症状都会得到改善，疲劳感消失，而且当天晚上的睡眠质量也变得很好，第二天醒来更是神清气爽。

最近也有很多研究发现，有氧运动能有效预防阿尔茨海默病和抑郁症。这是因为我们在运动时会使用到大脑的许多部位，所以超慢跑也具有锻炼大脑的效果。 就拿我来说，我常在跑步时想到工作上的好点子。

● 讨厌运动的人也会爱上超慢跑

有氧运动可以有效保持身体健康并维持充沛活力，但运动一旦成为一种负担，就连原本喜欢运动的人都会选择逃避，更何况是原本就不喜欢运动的人呢。运动强度过大会让人觉得痛苦不堪、无法承受；太弱又无法让人从中获得畅快感与成就感。这时，超慢跑就从诸多运动项目中脱颖而出了。

超慢跑是一种强度适中的运动，而且自己一个人就能跑，不用担心拖慢同伴的速度。对于工作忙碌、无法长时间运动的人来说，**"一个人慢跑"所获得的成就感，也是养成超慢跑运动习惯的一大动力。**

一个人在公园或街头慢跑，不仅可以感受季节变化，享受丰富街景，心情也会变得格外轻松愉快。此外，还能达到保持健康的效果。超慢跑真可以说是不做就很可惜的运动！

● 习惯超慢跑之后，请务必尝试"散步跑"

选个晴朗的好日子，到平时没去过的公园，或是当地的景点走走，走得比平时稍微远一点也无妨，将减肥、保持健康、锻炼身体的想法暂时抛到脑后，就当是去欣赏风景，遇到喜欢的就停下来慢慢看，或是拍照留念；发现人气面包店就进去买个面包，补充体力，将运动变成一种享受。

感觉有点累了，**可以在不让身体冷却下来的范围内稍事休息，舒缓一下运动的强度，避免造成身体负担，如此一来，便能轻松维持长时间运动了。**

以散步的心情，想休息就休息，想慢跑就慢跑。当你觉得轻松自在的时候，就连熟悉的风景也会变得不一样。

　　还等什么呢？现在就约上亲朋好友一起来超慢跑吧，一边聊天一边运动，度过更悠闲的运动时光吧。

第 2 章总结

超慢跑的好处这么多，赶快行动吧！

◉ 超慢跑是**有益健康的有氧运动**，既轻松又能长久坚持。

◉ 超慢跑是**具有瘦身效果**的运动，热量消耗是走路的2倍左右。

◉ 超慢跑能有效维持健康，改善**肩膀僵硬、便秘、手脚冰冷**等问题。

◉ 超慢跑可以**增强体力**，它看起来很温和，但是**运动效果超强**。

◉ 超慢跑让人感觉**心情舒畅**。

第 **3** 章

超慢跑方法大公开

01 不用任何装备，随时可以开始跑

● 还等什么，现在就开始！

说了这么多，你是否已经跃跃欲试，想马上体验下超慢跑了呢？或者，你还在犹豫：

"不用先买一双慢跑鞋吗？"

"要穿什么样的运动服呢？"

将这些疑问统统丢掉，开始跑吧！**无须购买运动用具，也不用特意到有设备的地方运动，随时随地都能开始**，正是超慢跑的优点。等你认为超慢跑是你可以坚持下去的运动之后，再开始准备正式装备也不迟！

● 跑的方式与运动强度，比鞋子更重要

大多数关于慢跑的书籍都会强调："想进行慢跑运动，一定要先买一双专业慢跑鞋。如果穿着不适合慢跑的鞋子，很容易伤害双腿。"为什么我却说一开始先不用准备呢？

事实上，对平时就没有运动习惯的人来说，如果突然开始

跑步，的确很容易给双腿造成极大的负担。这时，市面上推出的专业慢跑鞋可以帮助你缓和脚掌落地时的冲击，避免造成运动伤害。

不过，无论穿功能多好的慢跑鞋，只要自己的身体不适合目前的运动方式，就会伤害双腿。

因此，比起运动鞋的款式，正确的慢跑方式与适当的运动强度才是关键。

本书介绍的超慢跑运动是一种十分温和稳定的运动。因此刚开始其实不需要急急忙忙地准备高级慢跑鞋，只要用心倾听自己身体的声音，不勉强身体承受不能负荷的运动强度即可。

虽说不用特地准备慢跑鞋，但是穿皮鞋或拖鞋不仅不好跑，还容易摔跤，相当危险。最好还是选择一双合脚的运动鞋，例如，常见的球鞋或以前参加健身俱乐部时准备的室内鞋等。

不要想着"等有时间了去买双鞋再跑吧""等拿了奖金买双好点的鞋再跑"，这些借口只会成为你开始慢跑的绊脚石。拖着拖着，你永远也跑不起来！

下定决心之后，不妨当天就去跑跑看，即使只有10分钟也无所谓。

● 运动服也无须讲究

运动服与慢跑鞋一样，刚开始都无须太讲究

活动、耐脏的T恤或一般的运动服即可，款式不

是，为了运动时的舒适感，最好选择可迅速排汗

外，由于跑步时身体会保持高温状态，因此最好

时轻便，才能避免运动后的不适。

我建议"洋葱式穿法"。出门运动时，可以

或其他上衣，觉得热了再一件件脱掉，随时调节

我之所以建议不要一开始就买慢跑鞋或运动

的原因。对于几乎没有跑步经验的人来说，不论

或是参考了多少资料，还是很难找到适合自己

服，所以，**只有先跑跑看，有了经验之后，才知**

什么，才能找到真正适合自己的装备。

还有一点要在这里提醒大家：身体健康的人

情，就能立刻开始超慢跑运动。但如果你是在日

就会气喘吁吁，膝盖或腰部有疼痛症状的人，或

检查、治疗的慢性病患者，请千万不要贸然跑步，最好先寻求主

治医生的专业意见，再开始你的运动计划。

陪伴女性
终身成长

扫码认识慢小活
立享购书优惠

第一次超慢跑，请这样穿

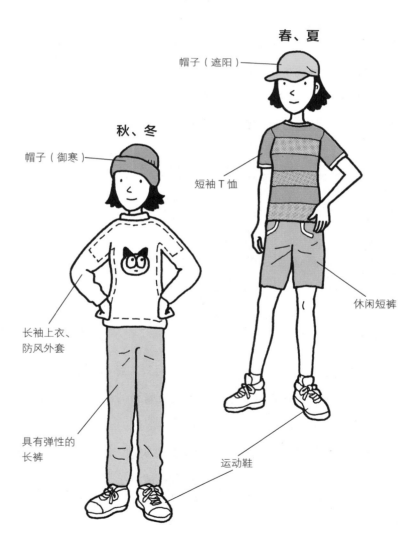

春、夏

帽子（遮阳）

短袖 T 恤

休闲短裤

秋、冬

帽子（御寒）

长袖上衣、
防风外套

具有弹性的
长裤

运动鞋

● 为自己选一双舒适的慢跑鞋

当你顺利地度过体验期，决定正式开始超慢跑的时候，就可以为自己选一双合适的慢跑鞋了。我穿过两三百块的慢跑鞋，不仅方便跑步，日常穿起来也很舒适。

慢跑鞋的种类相当多，**建议先从适合初学者的慢跑鞋或训练鞋入门。慢跑鞋最好比平日穿的皮鞋长0.5～1厘米，这样会比较舒适。**

若想买到合适的慢跑鞋，最好到款式丰富的专卖店进行选购，并详细咨询店员，仔细地试穿、选择，试穿鞋子时大致要注意如下三个要点：

1. 鞋子要有适当空隙

理想的鞋子尺寸是穿上鞋子、系好鞋带后，脚尖处还有适当空隙。

2. 要来回走动

人类的左右脚大小不同，因此建议两只脚都试穿并来回走动或轻轻跑一跑，确认鞋子会不会太松或太紧。

3. 款式的选择

另外，建议不要购买慢跑高手专用的款式，因为对初学者而言，这种鞋子反而容易伤害双腿，这一点请务必注意。

慢跑鞋的选购要点

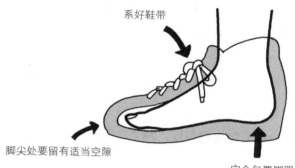

系好鞋带

脚尖处要留有适当空隙

完全包覆脚跟

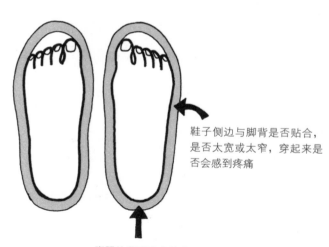

鞋子侧边与脚背是否贴合，
是否太宽或太窄，穿起来是
否会感到疼痛

脚跟处是否完全贴合

※ 一定要两只脚都试穿。

02 小步、定速，就这么简单

● 跑步之前，先做热身运动

穿好衣服后，就开始做热身操吧！

热身操的目的是放松紧张僵硬的肌肉，让身体更灵活。**即使只是简单地做一两分钟也很有效，为了避免运动伤害，千万不能省略热身步骤。**

一开始先大幅伸展身体，弯曲并伸直双腿，左右扭转腰部，慢慢地活动身体。接着，拉伸待会儿要运动的腿部肌肉，直到能感觉到肌肉被拉伸开来，一边吐气一边慢慢拉伸。

● 热身操范例

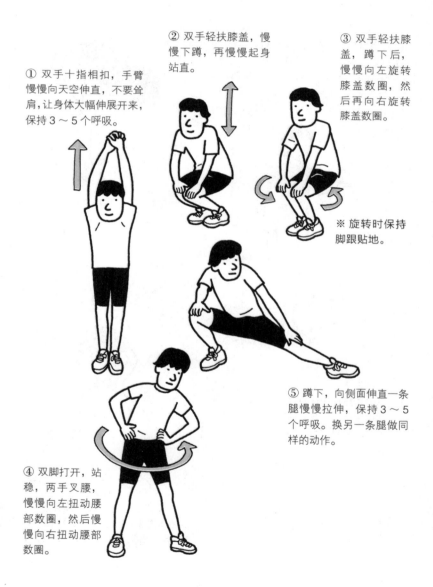

① 双手十指相扣，手臂慢慢向天空伸直，不要耸肩，让身体大幅伸展开来，保持3～5个呼吸。

② 双手轻扶膝盖，慢慢下蹲，再慢慢起身站直。

③ 双手轻扶膝盖，蹲下后，慢慢向左旋转膝盖数圈，然后再向右旋转膝盖数圈。

※ 旋转时保持脚跟贴地。

⑤ 蹲下，向侧面伸直一条腿慢慢拉伸，保持3～5个呼吸。换另一条腿做同样的动作。

④ 双脚打开，站稳，两手叉腰，慢慢向左扭动腰部数圈，然后慢慢向右扭动腰部数圈。

● 拉筋操范例

① 扶住墙壁单脚站立，用手握住另一只脚，向上提，拉伸大腿前方的肌肉。每一侧保持 3～5 个呼吸。换另一条腿做同样的动作。

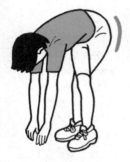

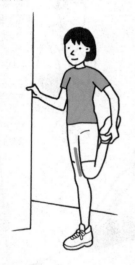

② 双腿交叉，站稳之后身体轻轻向前弯曲，利用后脚大腿内侧的肌肉伸展臀部。

小贴士

不管是热身操还是拉筋操，每次可保持 3～5 个呼吸，保持平顺的呼吸、缓慢的动作，不要急躁。如果闭气或过度勉强自己，反而会对肌肉造成伤害，一定要注意！

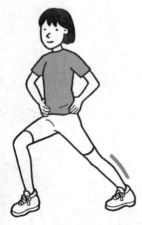

③ 双手叉腰，左脚往后跨出一大步，前腿微微弯曲，伸展后腿的小腿肚，保持3～5 个呼吸。换另一条腿做同样的动作。

● 准备好了吗？开始跑吧！

做好了热身准备，全身应该已经放松下来了。来吧，我们要开始正式跑步了。

记住，要"小步跑、慢慢跑"哦！

"超慢跑"这三个字看起来很容易懂，但如果不知道诀窍，还真不容易做到。**想要轻松、愉快地超慢跑，不仅步幅要小，还要维持一定速度。**

那"超慢跑"究竟要多慢呢？标准是什么呢？

答案就是跑步的速度由步幅和一分钟跑多少步来决定。

举例来说，假设步幅为80厘米、步频为1分钟150步，那么1分钟所跑的路程就是：

$80 \times 150 = 12000$ 厘米，也就是说往前跑了120米。

在相同步频下，步幅越大速度就会越快；在相同步幅下，步频越快速度也会越快。也就是说，**如果想要超慢跑，就必须缩小步幅或降低步频，或两者同时进行才行。**

大部分人一听到"超慢跑"都会试图降低步频，而不会改变步幅。这是因为受到"超慢"这两个字的影响，一般人都会放慢动作。不过，在步幅一样的前提下，降低步频，步伐就会变得很沉重，身体也容易失去平衡。而且使用这样的方式跑步时，每次脚掌接触地面都会受到强烈冲击而使双腿容易受伤。

　　因此，想在降低跑步速度的状态下轻松又安全地运动，**就一定要刻意缩小步幅才行**。此时步频快一点也没有关系，将步幅缩得比走路还小，慢慢跑。

　　如此一来，即使是极慢速也能维持一定的节奏。

● "小步跑"是超慢跑的秘诀

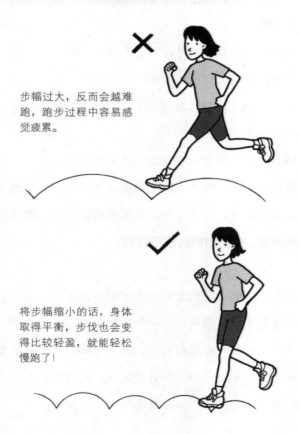

步幅过大，反而会越难跑，跑步过程中容易感觉疲累。

将步幅缩小的话，身体取得平衡，步伐也会变得比较轻盈，就能轻松慢跑了！

● 姿势正不正确？不重要！

不少慢跑入门书都会建议采用"正确的跑步姿势"，但是在这里，**我要告诉各位读者：无须在意跑步姿势。因为"正确的跑步姿势"通常只适用于快跑，为了保持正确的姿势就必须提高速度，如此一来，运动强度就会变大，进而让身体感到痛苦。**

而超慢跑时只需要注意以下两点即可。

第一，脚掌不要用力蹬地，以"轻轻往后蹬"的感觉移动即可。

第二，双手不要大幅摆动，轻轻放在身体两侧摆动，保持平衡就可以。

刚开始跑的时候无须在意身体姿势，只要轻松慢跑就可以。如果只是为了姿势正确，而强迫自己调整出正确的姿势，不习惯运动的人很容易错误施力，跑步姿势也会变得很不自然。

因此，姿势不是最重要的，最重要的是不要想得太难，放松心情愉快慢跑就可以了。

● 除了热身操，"缓身操"也不能忘

超慢跑后，你是否觉得身心都舒畅了呢？但请你记住，10～20分钟的超慢跑过后，同样不可忽略"缓身操"。虽然超慢

跑是一种极缓和的运动，**但在跑完后仍须好好拉伸一下刚刚运动
过的肌肉，才能够达到充分消除疲劳的效果。**

　　还有一点要特别注意，那就是不管你是运动达人还是新手，
绝对要摒弃"我还能再多跑一点"的想法，不勉强自己才是安全
的做法。

03 最轻松的跑步姿势大公开

　　虽然我一再强调跑步时不要太在意姿势，但一定还是有很多人满怀困惑，忍不住想问："那到底要采用什么姿势才能真正轻松跑步呢？"为了帮助大家在习惯跑步后，能更轻松、有效地达到运动目标，我在此简单介绍一些适合跑步的姿势。

　　一般而言，**跑步时最好保持腰背挺直的姿势。**（详细说明见下页图示）**不要只使用腿部肌肉，多运用腰部以上的肌肉能减轻腿部肌肉的负担，跑起来更轻松自在。**

　　如果跑步时驼背，或是像坐在椅子上那样腰部往后倾，都无法顺利摆动腰部，运动到上半身。而且这样的姿势会过度利用大腿根部到脚尖的力量，如此一来，大腿前方的部分肌肉难免会因负担过重而很快感到疲倦。

　　因此，想要没有运动伤害地进行超慢跑运动，一定要挺直背部，保持抬头挺胸的正确站姿。**避免针对某部位过度施力，只需想象自己像木偶一样，头顶上有一根线把自己往上提拉即可。**

挺直腰背的正确方法

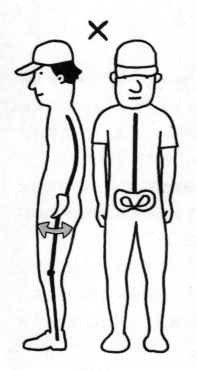

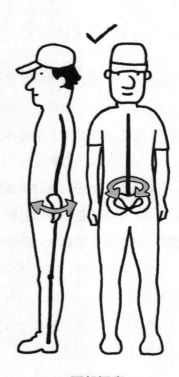

腰部往后倾

这个姿势不能运动到骨盆。骨盆后
倾、腰部往后倒的姿势会让身体无
法以脊椎为中心，导致身体只能利
用大腿根部到脚尖的力量跑步。

腰部挺直

用骨盆前倾、腰部挺直的姿势跑步，
能让整个身体以脊椎为中心。

● 有效率的跑步姿势

1. 将两只手放在胯骨最上方的位置，接着想象该处被线往前拉的感觉，交互踏出双腿。

2. 这时使用的是臀部与大腿内侧的肌肉，腰部会自然往前推，这就是最轻松的跑步姿势。

3. 双手微弯，保持一定节奏，以手肘带动手臂，自然来回摆动。

4. 双手不要用力往前摆动，否则会让身体因为反作用力而往后倾，造成反效果。

不过，只看文字说明或许还是很难掌握诀窍。这些动作只要偶尔练习、慢慢学习即可。在此之前，先好好享受跑步的乐趣吧！

有效率的跑步姿势

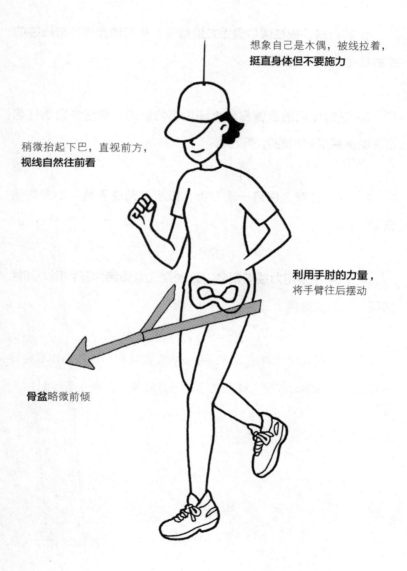

想象自己是木偶，被线拉着，**挺直身体但不要施力**

稍微抬起下巴，直视前方，**视线自然往前看**

利用手肘的力量，将手臂往后摆动

骨盆略微前倾

04 不可思议的超慢速

● 一边跑步，还能一边哼歌、聊天

"超慢速"到底有多慢？刚开始尝试的人或许很难理解，也不知道标准在哪里。别担心，看完我举的几个判断标准后，你很快就会明白。

主观判断法。**跑步速度最重要的就是以"轻松"为原则。一边跑步还可以一边哼歌，或是与旁边的朋友聊天，这样的速度就刚刚好。**

如果上气不接下气，或呼吸变得沉重，就代表速度太快了，身体负荷不了。只要稍微感到辛苦，就应该降低跑步速度。**可以再将步幅缩小一点，如果无法再缩小的话，不妨尝试将节奏放慢，减少步频也是一种方法。**

● 速度再慢，也没关系

跑步速度的第二个判断标准就是"速度"。

虽说主观判断很重要，但如果没有一个可供参考的数字，大家可能还是很难理解。

从速度来看，我们通常会以每分钟跑多少千米或每小时跑多少千米作为判断的标准，但慢跑时则用1千米跑多少分钟来表示。只要知道距离，利用手表就能算出速度，这是很方便的判断方法，因此本书使用这个方法。

基本上，**超慢跑的速度与走路差不多，甚至更慢。**一般成年人走1千米需要10～15分钟。建议一开始以这个速度作为基准。

找一个有距离标示的地方，可以是公园，也可以是学校的操场，一边跑一边计时。你可以邀请朋友在旁边走路陪你；或是以路上的行人为基准，以走路的速度来跑步也是非常不错的方法。

如果以走路的速度跑5分钟后，身体还是没有热起来的话，可以试着稍微加快速度。**但当有喘不过气来的感觉时，就一定要立刻将速度调慢。**

到底多快的速度才是最合适的跑步速度？这个问题的答案因人而异。一般人都会有先入为主的观念，认为"跑步就是要快"，因此明知道要以慢速度来跑，刚开始时还是会一不小心跑快。

鉴于此，我建议大家一开始就以1千米跑10分钟左右的速度，慢慢地尝试超慢跑运动。如果这个速度让你觉得不过瘾，只要在后半程慢慢加快速度即可。但无论如何，请一定牢牢记住这个观念：速度再慢也没关系。

● 从心跳快慢找出你的运动步调

我在第2章已经介绍过利用储备摄氧量（VO$_2$R）表示运动强度的方法。测量摄氧量并没有那么容易，但我们可以用"心率"作为判断标准测量运动强度。

当我们在运动时，心脏为了让身体吸入氧气，必须增加心率及血液流动量。因此，摄氧量与心率有一定的联动关系，会一起增减。

心率储备（Heart Rate Reserved，HRR）与储备摄氧量（VO$_2$R）是互相呼应的基准。心率储备以心率为基准，以百分比（％）的形式表示运动强度。与储备摄氧量相同，安静时为0％，最大值为100％。因此，储备摄氧量与心率储备表示的运动强度几乎是一致的。

心率储备HRR(％)的计算公式：

HRR(％)＝（运动时心率－安静时心率）／（最大心率－安静时心率）×100

下列算式可以算出在某种强度下运动的目标心率：

安静时心率 ＋（最大心率－安静时心率）× HRR／100

以安静时心率为60、最大心率为180的人为例，运动强度为50％时的目标心率为：

$$60 + (180-60) \times (50 / 100) = 120$$

一般人在安静状态下的心率约为60，**各位读者不妨在静躺的状态下测量自己安静时的心率，最好的测量时机为早上醒来后至下床前。**

不过，最大心率较难测量，只能从年龄来估算。下列算式可以算出大致的最大心率：

最大心率 ＝ 220－年龄

各种运动强度下的心率（次/分）

年龄	最大心率	运动强度 40%	运动强度 50%	运动强度 60%	运动强度 70%
20	194	113	127	140	153
25	190	112	125	138	151
30	187	111	123	136	149
35	183	109	122	134	146
40	180	108	120	132	144
45	177	107	118	130	142
50	173	105	117	128	139
55	170	104	115	126	137
60	167	103	113	124	135

※以安静时心率＝60为例

从表格数据可知，45岁的人的最大心率约为220－45＝175。

不过，这个算式的缺点是年龄越大误差就会越大。为了弥补这个缺点，也可以使用下列算式：

最大心率 ＝ 206.9－(0.67×年龄)

用此算式可以算出，45岁的人最大心率约为177。

上一页的表格就是利用这个方法估算出最大心率，并以安静时心率60为基准，计算出各种运动强度下的心率后整理而成。

如果你也想知道自己的最大心率，不妨找个机会测量一下自己安静时的心率吧。

就如我在第2章里说过的，超慢跑是储备摄氧量50％以下的运动。由于心率储备是与储备摄氧量相同的标准，因此只要以心率储备50％以下的心率为目标即可。

如果你是没有运动习惯、体力也逐渐衰退的人，选择心率储备40％或30％的运动为目标就可以了；相反，如果50％不会让你感到痛苦，不妨提高到60％。

从前页的表格可以看出，以运动强度50％为目标时，35岁的人心率为122次／分；40岁为120次／分；45岁则为118次／分左右。虽然无法精准掌握心率，但还是尽量以130次／分为上限，如果心率达到140次／分，那就高出太多了。

话说回来，每个人安静时的心率与最大心率都不同，如果超过140次／分还是感到很轻松，以与自己走路差不多的速度来慢跑也可以。不妨同时参考几个标准，找出适合自己的步调。

● 心率的测量法

用哪一只手都可以，如果左手戴着手表，就用左手手指测右手的脉搏，刚好能看着手表进行。

在跑步之前先练习测心率的诀窍，就能在跑完后立刻找到动脉。另外，**由于跑步时无法直接测量心率，因此请先跑5分钟左右，然后停下来测量10秒内的心跳数，再将该数值乘以6即可。**为什么不直接测量1分钟呢？这是因为人在休息状态下，心率会越来越低，所以才只测10秒钟以免失准。

目前市面上也有推出可在运动时测量心率的机器。最常见的机型是在胸前绕上测量带，并用手表记录心率。即便不测量心率，也能将手表当慢跑表来使用。想了解心率变化的人，不妨买来试试看。

测心率的方法

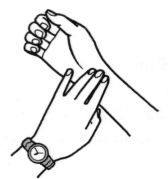

1　并起三根手指，轻轻按压另一只手的大拇指下方的手腕部位。
2　利用食指、中指与无名指指尖来测量脉搏，是迅速找到动脉的诀窍。
3　找到动脉之后，看着手表数数，即可测量脉搏。

05 越慢越好，关键在于不伤腿

● 缺乏运动会使肌力变差

话说回来，是不是只要不喘就是最合适的运动强度？其实并非如此。这只是以心肺功能为主的一种说法。事实上，**运动强度也与肌力有关。**

长年缺乏运动会导致肌力变差，即使呼吸很顺畅，双腿却可能早已疲乏无力，体力也会跟不上。当脚掌着地时，肌肉会负责支撑腿部与腰部，并缓和冲击的力度。因此，**肌肉力量越弱，关节所承受的冲击就会越大，越容易引起膝盖疼痛等后遗症。** 就算勉强跑完，也会产生严重的肌肉酸痛，甚至连走路也受到影响，不能轻松愉快地享受运动。

● 超慢跑对关节造成的负担极小

将步幅变小、维持一定节奏的超慢跑因为动作幅度较小，人体受到地面的冲击力度也较小，因此对肌肉与关节造成的负担较小，属于不容易造成不适的运动。

以在第1章介绍超慢跑体验的参与者为例，虽然有些人出现了腰腿不适或肌肉酸痛等症状，但稍事休息后就恢复了，并未因此造成很大的问题。

运动应该是为了健康而做，如果因此受伤反而得不偿失。所以，为了避免运动伤害的产生，运动时一定要随时关注自己的身体。不只是呼吸，腰腿状态也要注意。

当你感到腰腿轻微疼痛或不舒服时，请立刻停止运动，好好休息两三天。当休息后，不再感到疼痛，想再开始跑步时，须放慢速度，减少运动量，一步步恢复训练。 如果长时间感到剧烈疼痛、休息后也不见改善，或者疼痛虽然痊愈了，但恢复超慢跑后又再度痛起来时，最好赶紧就医、接受治疗。

此外，虽然超慢跑比一般慢跑运动还要温和，但如果医生跟你说："你不适合跑步，最好改成走路。"请不要执意继续跑步，可以选择换一家医院接受诊断，寻求不同医生的意见。如果多位医生一致认为就连超慢跑也不适合现在的你，你最好还是放弃慢跑运动。

06 该多久运动一次呢？

● 每周3～5天的运动量刚刚好

找到了适合自己的运动强度，接下来就要找到适合自己的运动频率了。到底每周运动多少次、每次跑多少距离才够呢？

若想长久保持健康并增强体力，就一定要持续进行适量的运动才行。**唯有重复产生疲劳与消除疲劳，才能真正地增强体力。**

进行平常不做的运动时，身体会产生疲劳，运动能力也会暂时降低。这时就需要用适当的休息来消除疲劳，因为在消除疲劳的过程中，身体会逐渐适应之前所受到的刺激，并慢慢地加强运动能力。不过，如果之后没有持续运动，原本加强的运动能力就会恢复原状。

因此，若想提升运动能力，就一定要每隔一段时间，持续给予身体适度刺激才行。为了达到这个目的，**每周至少要运动3次**。

身体的恢复状况视运动强度而异，在不累积疲劳的状况下，每周进行4～5次运动能获得更好的效果。不过，如果每周进行多于5次的较高强度运动，不仅运动效果会变差，还会因为疲劳而提高损伤的风险。

　　因此，**最好每周休息两天，让身体适度地休养。总而言之，最好的运动频率就是每周运动3～5天。**

● **别硬撑！运动20～30分钟就够！**

　　关于运动的持续时间与强度，请参照第2章介绍的美国运动医学会出版的《运动测验与运动处方指南》。

　　《运动测验与运动处方指南》中针对身体健康的成年人建议的有氧运动依平常生活及体力等级分类如下页：

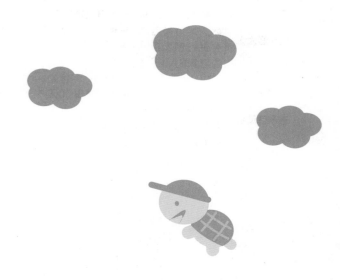

分类	内容	运动强度	每天运动时间	每周运动时间
静态工作者	日常生活以静态的文书工作为主，不常活动身体或没有运动习惯，体力极差的人	储备摄氧量（心率储备）30%～45%的运动	20～30分钟	60～150分钟
活动力低下者	日常生活中活动身体的机会不多，也不运动，体力略差或很差的人	储备摄氧量（心率储备）40%～55%的运动	30～60分钟	150～200分钟
轻微活动者	日常生活中偶尔会活动身体，但不运动或偶尔做一点运动，体力尚可或略差的人	储备摄氧量（心率储备）55%～70%的运动	30～90分钟	200～300分钟
活动量大者	每天都会活动身体，体力尚可或有进行剧烈运动的习惯的人	储备摄氧量（心率储备）65%～80%的运动	30～90分钟	200～300分钟
激烈活动者	每天都会大量活动身体，或有进行剧烈运动的习惯的人	储备摄氧量（心率储备）70%～85%的运动	30～90分钟	200～300分钟

● 真的太忙，也可用快走代替超慢跑

　　过去没有运动习惯的人，最好从适合极差体力的人进行的运动开始。以长年从事文书工作并且开车上班，或是在家工作的SOHO族为例，建议从每天进行20～30分钟储备摄氧量（或心率储备）30％～45％的运动开始。每天走10分钟到地铁站或公交站台乘车上下班的人，则从每天进行30～60分钟储备摄氧量（心率储备）40％～55％的运动开始。

　　不过，即使生活方式相同，每个人的体力还是各有不同，上述例子仅供参考，最好的方法还是自己亲身尝试。**靠自身的感觉摸索出适合自己的运动强度，一旦觉得吃力，就立刻降低强度；如果觉得太轻松，就稍微增加强度。**

　　运动强度会因运动方式而不同，超慢跑的运动强度是储备摄氧量40％～60％，因此对于缺乏运动的人而言，这是相当适合进行的运动。

　　"一天从事几分钟运动"，并不是硬性规定每天都要这么做，你也可以只在自己选择的"运动日"执行。此外，**如果每次运动持续10分钟左右，也可以一天分次完成，只要达到总量即可。不要过度拘泥于数字，保持舒畅的心情轻松跑步，这样的状态才是适合自己体力的运动强度。**以最低限度的运动时间为例，每周要空出60～150分钟的时间做运动，对于一般人来说

并不太容易，不妨在上下路上以快走取代运动，如此就能轻松
达成目标。

我将在第5章介绍保持超慢跑习惯的七大守则，大家不妨参
考看看。

⬤ 先从每周1～2次的频率开始，动起来吧！

如果一周只能做1次运动，是不是就完全没有效果呢？事实并
非如此。虽然体力没有明显变好，但对于过去完全不运动的人来
说，即使心血来潮时跑一下，也能感受到不错的效果。**即使一周
只做1次超慢跑运动，也能让血液循环变好，让人感到身心舒畅。**

事实上，等到你觉得跑步是一件很快乐的事情之后，你就会
想尽办法抽出时间去慢跑。因此，从每周1～2次的频率开始超慢
跑吧！

第 3 章总结

进行超慢跑，人人都办得到！

◉ 一开始无须讲究慢跑鞋与运动服，先从体验超慢跑运动
开始。

◉ 超慢跑的秘诀就是跑步时**步幅要小**并**保持相同速度。**

◉ "超慢速"就是跑步时可以一边哼歌，或是一边与朋友
聊天的速度。

◉ **感觉腰腿不适时要立刻休息，**避免伤害双腿。

◉ 每天至少运动20分钟、每周运动3～5天，每周总共要
运动60～150分钟。

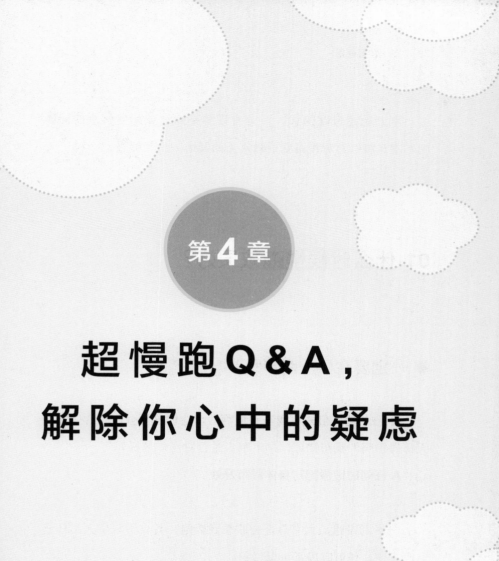

第4章

超慢跑Q&A，
解除你心中的疑慮

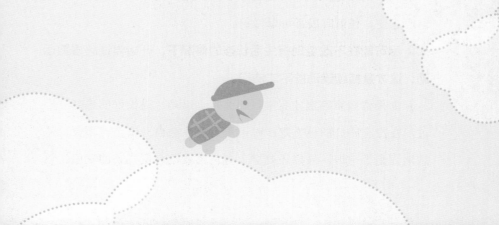

刚开始超慢跑的你，一定有许多不知道该如何解决的问题吧？本章将针对超慢跑新手最常见的疑虑，一一解答。

01 什么时候慢跑效果好？

● 一定要在早上跑步吗？

Q 自从朋友们知道我在超慢跑后，他们总是会问我："你每天都晨跑吗？我想知道，早上跑步是否对身体最好？"

A 任何时段慢跑对身体都有好处。

一说到慢跑，大家总是会联想到晨跑。其实不只早上，只要自己方便，任何时段都可以慢跑。

尽可能在不改变现有生活状态的情况下，开始尝试超慢跑运动，这才是持续运动的不二法门。

如果你只有晚上才有空，那么晚上运动也是很好的选择。不过，在没有路灯的地方跑步时，千万要注意自身安全。不仅要注意地面是否平坦，最好还要穿上亮色系或贴有反光条的衣服，以方便其他行人或车辆注意到你的存在。另外，最好避开行人较少的地方，以减少危险的发生。

● 没空慢跑怎么办？

Q 我家离公司很远，每天都要花很长的时间上下班，回到家已经很晚了，如何才能找到空暇运动呢？

A **利用午休时间试试看吧。**

你可以利用**午休时间，在午饭前或享用完简单午餐的10～20分钟后，在公司附近找一个合适的地点开始跑。**脱掉外套、穿上轻便的鞋子，不用花太多时间，在不流汗的运动强度下，轻松超慢跑。

当然，上班前或下班后的时间也是不错的选择。你不妨趁着乘车回家前的空暇，在河堤旁或人行道上进行超慢跑，享受微微出汗的畅快感。

对于上班族，我还有一个更好的建议，就是在乘车上下班时，提前1～2站下车，然后一路小跑到公司或家里。

只要穿上具有弹性的裤子，脱掉外套，穿上轻便的鞋子就能开始跑了，一点都不麻烦。最多只需再携带一个背包装随身物品，其余那些占空间又不太会用到的东西，就放在公司吧。

若平日真的找不到空暇超慢跑，不妨利用快走的方式去乘车，不坐电梯改走楼梯，如果住的地方离公司不远，走路上下班也是个好办法。总之，尽量找时间、找机会来活动身体就对了。再不然，还可以抽出时间主动陪孩子玩，这也是一个办法。日本厚生劳动省的《健康运动指南（2006版）》中，就将"陪小孩玩"列为4MET等级的运动，运动强度可与快步媲美。

只要平时多活动身体，保持周末超慢跑的运动习惯，就能在一定程度上增强体力。

02 哪些场所最适合超慢跑?

● 我家附近没有地方可以跑步，怎么办?

Q 我家附近没有跑道，我应该去哪里跑呢?

A 超慢跑最迷人的地方就是——任何场所都能跑。

不管是公园、街上或是运动场，只要是在自己喜欢的、不会阻碍人车通行的地方就好。选择一个路面宽敞又平坦的地方超慢跑吧!

● 柏油路与砂石路，哪种路面比较适合慢跑?

Q 我家附近没有柏油路，没铺柏油的砂石路也能慢跑吗?

A 不太坚硬的路面都适合慢跑。

其实，只要地面不过于颠簸，**砂石路和草地会比柏油路更适合慢跑**。因为坚硬的地面会给腰腿造成极大的负担，所以，由于石板路与水泥地过于坚硬，应尽量避开。不过，超慢跑时地面对人造成的冲击比一般慢跑还要小，若时间不长，在水泥地上超慢跑也不会造成太大问题。

● 是否可以在跑步机上超慢跑？

Q 我家附近晚上很暗，没办法在外面跑步，能不能在跑步机上超慢跑呢？

A 在跑步机上超慢跑也是不错的选择。

跑步机的好处是有些机型可以测量心率或固定速度，但缺点是周围风景不会变化，感受不到在户外跑步的畅快感。因此，就算平时都是在跑步机上运动，天气好的时候，还是试试"散步跑"（详情请参考P39），为运动增添一些乐趣吧。

此外，由于跑步机与实际地面跑起来的感觉不同，因此要花一点时间适应、习惯。

● 遇到坡道或楼梯时，该怎么跑？

Q 上坡好累，下坡时身体又会向前倾，偶尔还会遇到陡坡或楼梯，该怎么跑比较好呢？

A **"切勿勉强"是超慢跑的最大原则。**

　　遇到上坡，只要缩小步幅、放慢速度，就能轻松克服。 下坡也是一样，虽然下坡不会让人感觉很累，但对腰腿的冲击力度较大，会给腰腿造成很大负担，所以也要立即进行调整。如果还是觉得跑起来很辛苦，就改为走路吧！勉强自己跑步可能会造成腿部的运动伤害，因此遇到上下坡时改用走路，也是不错的超慢跑训练方式。

03 哪种跑步方式才是正确的？

● 跑到一半，可以停下来吗？

Q 我知道超慢跑运动要尽量持续10分钟以上，但如果跑到一半遇到红灯，可以停下来吗？

A 暂停时，记得原地踏步。

能维持一定速度长时间跑步当然是最好的，但如果是为了减肥或健康而慢跑，偶尔因红灯暂停个一两分钟是完全没问题的。要注意的是，如果让好不容易热起来的身体冷却下来的话，就很难再继续跑了。**因此遇到时间较长的红灯时，不妨适度地原地踏步或摇摆身体，避免身体冷下来。**

● 可以顺便带着狗一起超慢跑吗？

Q 我每天都要带狗散步，很难另外再找时间跑步，可以顺便带狗出门慢跑吗？

A 让狗狗陪着你一起跑吧！

如果你是在做正统的慢跑训练，带狗跑步可能不合适，但如果你是为了减肥或维持健康而进行超慢跑运动，就不用太在意了。与其因为没时间而放弃超慢跑，开开心心地带着心爱的狗狗一起运动才是更健康的选择。但要注意的是，如果带狗出门，一定要记得将集便袋放在腰包或背包里，可别在大马路上留下狗的粪便哦。

● 超慢跑时要特别注意呼吸吗？

Q 有些跑步书上会教我们"吸吸呼呼"的呼吸法，也就是先吸两口气再呼两口气。超慢跑时是否也要这么呼吸呢？

A 超慢跑时无须在意呼吸节奏，自由呼吸即可。

超慢跑是一种极轻松的运动方式，没有固定的呼吸方法。但如果跑到一半，出现喘不过气来的情况，就代表你的速度太快了，一定要立刻调整呼吸和跑步速度。

04 在意周围人的眼光，怎么办?

● 跑太慢，不会被人笑吗?

Q 我觉得"超慢跑"太丢脸，因为老是担心被人家笑，只好越跑越快，我该怎么办?

A 在人来人往的地方，其实根本没有人注意你在做什么，真的不用太在意。

更何况超慢跑运动是对你身体状况的调整，让你拥有健康的未来人生。与一生的健康相比，他人的眼光不过瞬间而已，实在不值得在意。

换个想法吧!**"就算速度很慢，能不顾他人想法，坚持做自己，真的是太帅了!"**这么想不就好了?而且现在的努力能让未来的你更健康，总有一天你也能潇洒地跑起来。请抛开顾虑，勇敢地迈出第一步吧!

● 被别人嘲笑跑太慢怎么办？

Q 在公园超慢跑，却被别人投以异样的眼光，甚至被小孩子嘲笑："跑这么慢，好好笑哦！"

A 别在意别人的眼光，带着轻松自在的心情，跑吧！

别太在意啦！当自己一个人超慢跑的时候，你可能会遇到路过的行人给你鼓励："好棒，加油！"但偶尔也会遇到"跑太慢啦！"的无情嘲笑。这种时候，不妨露出笑容，自信满满地回答："慢慢跑才会对身体好哦！"

相信我，跑到半死不活的激烈运动方式已经落伍了，以轻松的速度超慢跑才是符合最新运动科学的训练方法！

● 正装配慢跑鞋，不会很奇怪吗？

Q 我想利用上下班时间慢跑，但穿着正装，再搭配上慢跑鞋，背着背包，这样的造型看起来不会很奇怪吗？我真的很在意别人的眼光。

A 在公司准备一套正装。

如果真的很在意别人的眼光，不妨在公司放一套正装用来替换。上下班的路上，就可以穿着比较休闲的衣服，如登山服、网球服、高尔夫球服等兼具快速排汗和运动功能的衣服，这样在街上就不会引人侧目了。

其实，穿什么是个人的自由，当你爱上超慢跑后，自然就会明白，周围的人只会认为你是个爱慢跑的人，不会嘲笑你的。

05 不同的气候条件下，该如何享受超慢跑？

● 我不想被晒黑，该怎么办？

Q 我很想运动，但又担心会被晒黑。要怎么做才不会被晒黑呢？

A 在户外运动，难免会晒黑。日照较强时，请务必**戴上帽檐较大的帽子并涂抹防晒霜，避免露出的肌肤被晒黑**。此外，应特别注意容易被忽略的颈部，千万不要忘记涂防晒霜哦！

现在市面上推出了一种适合慢跑用的帽子，后颈部也有遮阳帽檐设计，大家不妨试试看。如果想要彻底防晒，夏天也可以穿长袖上衣、长裤并戴手套。大家可以在运动用品店购买兼具防晒和快速排汗功能的运动长袖T恤，它不仅透气性佳，穿起来也很凉爽。

● 怕热的人怎样在盛夏坚持超慢跑呢？

Q 我很怕热，要怎么做才能在盛夏坚持超慢跑运动呢？

A 选择早晨或晚上凉爽的时段即可。

从理论上来说，越凉爽的天气越适合超慢跑，然而，所有的运动都一样，坚持是至关重要的，所以，千万别一到夏天就不跑了。

只要尽量选择早晨或晚上等较凉爽的时段去室外慢跑，也可以去健身房或在家里利用跑步机跑步，就可以克服炎热、日晒等问题。此外，觉得热的时候，可以尽量**放慢速度或缩短跑步时间，**以更缓慢的速度跑步，自然就不会觉得那么热了。

如果这样还是不行，建议你在夏天尝试其他运动项目以维持身体健康，例如报名参加游泳课程，或在凉爽的山林中进行登山运动。不用担心自己会不适应其他的运动方式，**当你利用超慢跑唤醒身体机能之后，进行其他运动时一定能比过去更轻松、更快乐。**

◉ 很担心跑出一身汗时，会有汗臭味

Q 我是一个很会出汗的人。原本想在午休时间慢跑，但办公室没有淋浴设备，有什么方法可以避免产生汗臭味呢？

A 选择能迅速吸汗的运动服就没问题。

　　最近越来越多的运动服采用了能迅速吸汗、排汗的布料，建议大家到运动用品店找找看。也可以随身带着毛巾，一边跑一边擦汗，跑完之后再用湿毛巾擦拭身体，就不会产生汗臭味了。

　　如果公司连水龙头都没有，可以随身携带装着湿毛巾的塑料袋或使用便携装的湿纸巾。

06 超慢跑前后与运动期间可以进食吗?

● 是否要随时补充水分?

Q 我听说慢跑时一定要补充水分,应该在什么时间点、补充多少水分呢?

A 每20分钟补充一次水分。

当身体因为运动开始热起来时,就会以出汗的方式调节体温。即使外表看不出来,也会因身体表面汗水蒸发,导致体内的水分流失。尤其是夏天,为了避免中暑,一定要注意水分的补给。

然而,补给的水量涉及运动强度、气温等多个因素,无法给出确切的标准。不过,**一次喝太多水会使胃部变重,影响跑步,最好每隔20~30分钟补充半杯水(一杯500毫升)。**

以进行30分钟超慢跑运动为例,**在跑之前先喝半杯水,结束后再喝半杯水即可,中途无须补充水分。**若是跑完后觉得口干舌燥,请务必积极补充水分。

此外,流汗流失的不只是水分,还有盐分。当我们在大太阳底下跑步时,若只大量补充水分,而忽略了补充盐分,很容易引起水中毒，严重时甚至还有可能导致死亡。因此，在需要补充大量水分时，可以喝运动饮料，或在开水中加入少许酸梅与海盐，以补充盐分。

◉ 饭后可以立即跑步吗？

Q 大家都说吃饭后立即跑步对身体不好，如果要隔一段时间再跑的话，应该间隔多久呢？

A **饭后30分钟再开始跑步。**

饭后如果立刻运动，消化器官最需要的血液会因运动的关系全都流往肌肉，容易造成消化不良。以全程马拉松为例，比赛开始前两个小时先用完餐是基本原则。

如果你因时间关系，非得利用饭后的时间来运动，**最好只吃八分饱，并尽量在饭后30分钟再开始跑。**

◉ 喝酒后可以跑步吗？

Q 我很想在晚上跑步，但我习惯在晚餐时喝酒。喝酒后可以跑步吗？

A **喝酒后运动是很危险的事情，请勿在喝酒后跑步。**如果想在晚餐后跑步，应避免在晚餐时喝酒。另外，不要因为"跑步不能喝酒"而感到痛苦，不妨换个想法："跑完步后喝的啤酒更美味"，等运动结束后再喝。

07 根据身体状况，不要勉强自己

● 一跑步就肚子痛，难道我不适合超慢跑？

Q 我只要一跑步，侧腹部就会感到疼痛，我担心超慢跑时也会出现侧腹部疼痛的症状，该怎么办才好呢？

A **放慢速度，改成走路来舒缓疼痛。**

跑步时侧腹部疼痛的原因有很多，如血液流向肌肉，导致内脏的缺血以及饭后胃部变重，因跑步受到刺激等。

饭后，消化系统需要血液来帮助消化，为了防止侧腹部疼痛，应避免饭后立即跑步。

由于超慢跑运动是一种十分温和、稳定的运动，与一般慢跑运动相比，出现侧腹部疼痛的可能性较低。如果真在超慢跑时出现疼痛，**建议你放慢速度，或者暂时停下来，以走路的方式舒缓疼痛。**

走一段路，等疼痛症状消失，接下来就要以比刚刚更慢的速度开始慢跑。如果还是出现侧腹部疼痛的症状，当天就不要再跑了。运动强度越大就会消耗越多的氧气，因此也越容易出现侧腹部疼痛的症状。

此外，原本就有贫血问题的人，体内处于氧气不足的状态，因此侧腹部特别容易疼痛。女性很容易有贫血问题，当出现气色很差、手脚容易冰冷、容易疲倦、光是爬楼梯就会心悸等疑似贫血症状时，请务必就医，了解自己的身体状况后再决定要不要继续慢跑。

● 跑多了，脚掌会长茧吗？

Q 有慢跑习惯的朋友跟我说："跑步会长茧，脚掌会痛。"我也很担心自己会不会有一样的问题。我该怎么办呢？

A 穿合脚的慢跑鞋，并穿袜子，避免肌肤与鞋子摩擦。

超慢跑是一种非常温和、稳定的运动，比起传统的慢跑运动，不太容易长茧。

脚掌之所以会长茧，几乎都是因为鞋子不合脚，使得双脚在鞋子里不断摩擦所致，因此最好的解决之道就是**穿一双合脚的慢跑鞋**。

此外，为了避免脚部与鞋子直接摩擦，请一定要穿袜子。

慢跑专用袜不仅能使脚掌紧贴鞋子，还能吸汗，透气性也更好，跑起来会比穿普通袜子更舒服；穿着五趾袜还能避免脚趾间相互摩擦，也较不容易长茧。如果不小心长了茧，请务必保持脚部干净并贴上创可贴，**避免情况更加严重。**

● 跑到大腿内侧擦伤疼痛怎么办？

Q 由于超慢跑真的太舒畅，一不小心就跑了两个小时，没想到大腿内侧因摩擦而变红，而且还很痛，该怎么办呢？

A 运动前可先在大腿内侧皮肤上涂抹润肤乳。

跑步时，皮肤会与皮肤和衣服反复摩擦，长时间跑步可能会使皮肤受到过度刺激，因而出现损伤。

超慢跑30分钟不会有任何问题，但如果跑上好几个小时，皮肤就很容易被擦伤。想要避免腋下或大腿内侧的皮肤相互摩擦，或是避免该处的皮肤与衣服摩擦，穿紧身衣或紧身裤等贴身的衣物是不错的解决之道。

刚开始超慢跑运动时，一般人都不知道要做多少保护才够。如果要跑一小时以上，可以随身携带几片创可贴，以便在出现擦伤时做好保护。例如男性的乳头很容易与衣服摩擦，长时间慢跑时最好在乳头处贴上创可贴；女性的胸罩很容易与皮肤摩擦，长时间慢跑时最好换上合适的运动内衣，以避免擦伤。

此外，**运动前可以先在容易摩擦的部位涂抹上凡士林或润肤乳来保护肌肤。**

● 腿都软了，是不是跑太久了？

Q 稍微勉强自己多跑了一点路，没想到晚上竟然因双腿无力而睡不好。

A **走路能促进肌肉的血液循环，消除疲劳。**

从超慢跑的观点来看，应该避免运动过量，但由于超慢跑真的是太舒畅了，所以一般人总是会不小心就跑太久。

最好的保养之道就是在跑步后**拉伸，做好"缓身操"，之后如果还是出现双腿无力的现象，可以走走路或轻轻跑步。**走路的动作可以促进肌肉的血液循环，较容易消除疲劳。或许你会觉得用走路来缓解跑步后疲劳的方法很不可思议，但这个方法十分有效，不妨试试。

此外，泡热水澡也是可以促进血液循环的简单方法，泡澡时长不限，可一直泡到身体舒服了为止。

08 针对女性特有的烦恼

● 长期超慢跑，会不会跑出"萝卜腿"？

Q 身为女性，我最担心的是长期超慢跑会不会跑出萝卜腿？

A 超慢跑能带给你紧致修长的美腿。

虽说超慢跑的运动强度比走路大，**但超慢跑这类十分温和的有氧运动，并不会练出如健美先生般明显突出的肌肉。**

而且女性会受到雌性激素的影响，只要不进行健美这类特殊的肌肉训练，绝对不可能练出粗壮、发达的肌肉。

● 胸部太丰满，跑起来不舒服怎么办？

Q 我的胸部很丰满，一跑步就会晃得很厉害，该怎么办呢？

A 可购买专业的运动内衣来支撑胸部。

超慢跑这类温和、稳定的运动，比起一般的跑步，导致胸部摇晃的程度会降低许多。如果你还是觉得不舒服，建议改穿专业的运动内衣，运动内衣可牢固地支撑住胸部，避免运动时的剧烈摇晃，一般运动用品专卖店都有售。

● 超慢跑会不会导致脱妆？

Q 我很担心汗水会不会让我的妆都花了。

A **超慢跑并不会让你满身大汗，请不用担心。**

一般而言，**超慢跑并不会跑到满身大汗的程度，**因此无须担心脱妆问题。但如果你很容易出汗，又很担心脱妆的问题，可以使用适合运动、流汗也不会脱妆的防水型彩妆，请向化妆品专柜咨询。

● 生理期也能超慢跑吗？

Q 月经来潮时也能进行超慢跑运动吗？

A **超慢跑反而能让你忘却生理期的焦躁感。**

生理期最好避免进行剧烈运动，但进行**像超慢跑这类温和、稳定的有氧运动**则并无大碍。而且慢跑可以让身体放松，让你忘

却生理期的焦躁感，可以说是不错的运动选择。

不过，如果你觉得身体不舒服，还是不要勉强自己，一定要好好休息。

第 4 章总结

愉快超慢跑，就是这么简单！

◉ 不用太过在意时间、地点与跑步方式。

◉ 无须在意周围人的眼光。

◉ 配合天气选择不同的运动计划，**一整年都能愉快跑步。**

◉ 虽然不用过度在意饮食问题，但喝酒后千万不能跑步。

◉ 配合身体状况跑步，**不要勉强自己。**

◉ 超慢跑可以帮你**缓解生理期的焦躁感**，放松紧张的情绪。只要花点心思，生理期也可以愉快跑步。

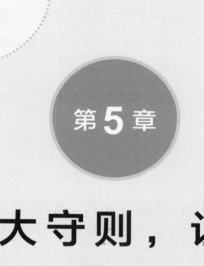

第 5 章

七大守则，让你健康超慢跑！

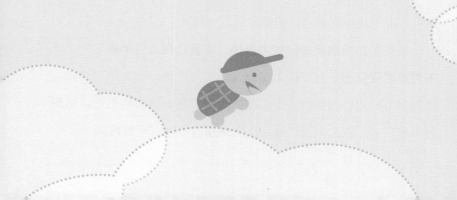

现在，大家应该已经很清楚超慢跑是一种大多数人都能进行且对健康有很大益处的运动了吧。但相信大家也知道，不管是多么健康的运动，若没有办法坚持，也就不会有太大的功效。

在接下来的这一章中，我将与大家分享坚持超慢跑的七大守则。

● 守则1　千万不要忍着痛苦、勉强自己

许多人认为"努力"就是"忍受痛苦折磨、坚持下去"。真的是这样吗？

明明很想下定决心、坚持下去，但实在太痛苦了。难道真的是因为自己没有毅力才无法坚持吗？请停止这样的自我折磨吧，这绝对不是因为你没有毅力，你该学着放过自己。

真正的努力应该是设立目标，做出成果。

想要达到目标、做出成果，最重要的就是坚持下去。想坚持下去，并不用忍受痛苦、折磨自己。

真正的超慢跑是很轻松的运动，不会让你上气不接下气，也不需要忍受痛苦。只可惜大部分人只要开始跑，就会陷入"我可以更努力一点、再坚持一下"的执念中，不断地挑战自己，总想再多跑一点、跑久一点，最后就变得痛苦不堪，不想再跑了。

　　因此，当你的脑海里浮现"我可以再努力一下"的念头时，就立刻甩掉它，别让它影响了你享受运动的快乐。

　　当体力有点不堪重负时，就立刻放慢速度。遇到上坡时，就改成走路。

　　一旦出现"我觉得有点累了，不过还是想再坚持一下"的想法，就立刻停止慢跑。"再忍耐一下就好"的想法，不会为你的运动效果加分，反而会让你的身体更加疲累，甚至受伤。就算超慢跑是极慢速又轻松的运动，只要坚持，就能让身体更健康；只要不折磨自己，你的"超慢跑"就能一直坚持下去。

Point

超慢跑的态度，你学会了吗？

1 稍微觉得吃力、痛苦时，就放慢速度。

2 走着上坡。

3 认为"我可以再努力一下"的时候，立刻停止超慢跑。

● 守则2　生活即跑步，跑步即生活

想坚持做一项运动，不过度勉强自己是相当重要的。

天气状况不好时就休息吧！ 在雨天里勉强跑步，可能会因淋到雨而着凉，更可能因视线不佳、路面湿滑而造成危险。若因季节关系，长期天气恶劣时，不妨找一个可以跑步的室内场所，比如学校或活动中心的室内运动场、健身房，都可以多加利用。

身体不适时请停止超慢跑。 感冒时，若还是坚持跑步，反而可能使病情加重，导致更长一段时间不能跑步。工作太繁忙时，可能会因为对工作的挂念，而无法专心跑步，这时不妨减少超慢跑次数或是暂时休息一下。就算暂时停止跑步也没关系，只要下次重新开始就好（请参照守则7）。

如果你是生活忙碌的人，试着将运动融入生活吧！ 从现在起，**提早30分钟起床，来个轻松的晨跑也不错。** 当然，你也不一定要在早上运动。如果你是标准的夜猫子，晚上慢跑也不错。如果提早30分钟起床太痛苦，那就提早10分钟吧。**提早10分钟出门，背起背包，以跑步代替乘车，跑几站的距离也能达到不错的运动效果。** 再不然，利用午休的10～15分钟，在学校或公司附近慢跑也很有效。

倘若平日真的抽不出时间运动，退而求其次，只在假日慢跑，平时以走路来维持运动习惯也无妨。周末与家人共度，陪小

孩一起跑步也是不错的亲子娱乐。

　　只要有空暇就换上慢跑鞋动起来吧！**减少睡眠时间或牺牲与家人团聚的时光换来的运动习惯是无法持续的。**只要不影响日常生活，就能轻松保持超慢跑习惯。

Point

遇到下列情况应暂时停止超慢跑

1 天气不佳时。

2 身体不适时。

3 工作繁忙时。

4 需陪伴家人或朋友时。

找出空暇超慢跑的方法

1 善用上下班、上学放学的时间。

2 善用午休时间。

3 善用与家人团聚的时光。

用"快步走"代替"超慢跑"的小步跑

很难找出空暇慢跑的人，只要平时走路速度快一点，就能提升运动量。就当自己在赶时间吧！偶尔摆出小步跑姿势，也有不错的运动效果。

但要特别注意的是，如果你穿的是皮鞋或高跟鞋，即便只是快步走，也很容易导致双脚受伤，请务必小心。你可以选择最近市面上推出的一种可以搭配西装的休闲鞋，只要穿上这类鞋，随时都能进行快走或小步跑。不过，最好还是搭配以速干布料制成的内衣或T恤，这样即使稍微流了点汗也不用太担心。

超慢跑是不容易大量出汗的运动，因此没必要跑到满身大汗的程度，只要微微出汗即可。

● 守则3 为自己记录，你会跑得更有动力

虽然我一直强调不要勉强，但如果从头到尾都不跑步，就不会有任何成果。为了帮助自己在没有任何压力的情况下，保持超慢跑习惯，你可以试着记录跑步的过程。

你可能会觉得做记录太麻烦，不是说只要轻松跑步就可以了吗？是啊，只要轻松跑步就好，不过若能做好记录，就可以掌握自己的运动状态。

假设你定下"每周跑3天"的目标，在不做记录的状况下，很容易因"我好像前两天才跑过，今天休息一天好了"的想法而懈怠下来，一回头才发现原来已经好几周都没运动了。

只要做好记录，就能清楚掌握自己什么时候做过运动，完全不会忘记。留下记录的另一个好处就是让你成就感满满：

"好棒哦，我这个月总共跑了10小时。"

"我从开始到现在，已经累计跑了100千米！"

利用日记或日历做记录

日	一	二	三	四	五	六
						10/1
10/2 超慢跑 30 分钟	10/3	10/4	10/5 超慢跑 10 分钟	10/6 超慢跑 10 分钟	10/7 走路 20 分钟	10/8 超慢跑 20分钟, 走路 10 分钟
10/9 超慢跑 30 分钟	10/10	10/11	10/12 超慢跑 30 分钟	10/13	10/14 超慢跑 30 分钟	10/15
10/16	10/17 超慢跑 10 分钟	10/18	10/19 走路 20 分钟	10/20 超慢跑 10 分钟	10/21	10/22
10/23 走路 20 分钟	10/24	10/25 超慢跑 10 分钟	10/26	10/27	10/28	10/29 超慢跑 10 分钟
10/30	10/31 走路 20 分钟					

这种记录会让人产生极大的成就感，这也是坚持下去的最佳动力。此外，做记录还能帮助你了解运动到底为你带来了多大的好处。

"我最近突然觉得肩膀好僵硬，查了记录才发现，这一周竟然只跑了1次。记得4月份时我一周跑4次，跟现在比，那时候的身体状况好像比较好。"

像这样掌握自己的运动状态，相信你会跑得更起劲。

"记录真的好处多多，可是，我常常会忘了记录，怎么办？"

很简单，在运动结束时，立刻用最简单的方式记录即可。比如先记录在便条纸上。如果抱着"待会儿再做"的想法，很容易就会忘记。**为切实做好记录，记录内容一定要越简单越好，例如写下跑步日期，跑步时长或距离即可。**

在笔记本或日历上用荧光笔特别标记，写上"超慢跑30分钟"之类的内容就可以了。先写下最简单的记录，之后再用电脑轻松统计。累积了一定的记录量之后，有空时利用Excel制作成图表，也能增添生活乐趣。

Point

记录超慢跑的小诀窍

1 运动结束后立刻记录。

2 简单写下跑步内容。

3 利用平常会使用到的笔记本或日历即可。

● 守则4　一个人跑很轻松，两个人跑更愉快

许多参加社团活动的人都表示："参加社团的目的就是为了坚持自己的爱好。"运动也是同样的道理，结交可以一起超慢跑的伙伴，相互交流，自然就能坚持下去。即使暂时休息一段时间，只要维持"跑友"之间的友谊，就能受到影响，重新投入超慢跑运动。或许你会认为："话虽如此，但要结交有共同运动爱好的伙伴并不是一件简单的事。"

建议大家可以先从身边的朋友开始问起，或通过社交网站寻找"跑友"。如果刚好有慢跑或走路的社团，就赶紧加入吧！当然，不是一定要和朋友一起跑，通过网络相互打气和交流经验，也是一种好办法。

"我今天跑了30分钟。"

"你好会坚持哦，真有毅力！"

这样的交友方式轻松又愉快。有些网站还提供贴心服务，只要输入跑步记录就能自动生成图表，帮助你轻松掌握自己的运动状态。

但千万不要抱着与其他人比较，看谁跑较快或跑得多的心态，这不是你该在意的事。**要对自己一路坚持下来的毅力以及持续慢跑的成绩感到自豪，并与伙伴们一起分享喜悦。**

● 守则5　设定目标，冲冲冲

面对任何事情，只要设立了目标，就会有坚持下去的动力。但最好不要设立"我要在○○分钟内跑○○千米"这类目标，以免产生"我都这么努力了，却一直不见成效"的消极想法，反而不想运动。

最好的目标不是"想达成的效果"，而是"努力的量"。例如，"一周跑3次以上，每次30分钟"。以量为目标时，只要有心就一定做得到。利用超慢跑增强腰腿的力量之后，你会渐渐发现，即使长时间走路、逛街，也一点都不觉得吃力。

不妨设立登上长城、欣赏黄山风光、漫步在原始丛林欣赏各种珍稀植物等旅游目标，为了尽情享受唯有走登山步道才能亲眼见证的自然美景，自然就能鼓励自己坚持下去。

"我要增强体力，年底去境外逛街购物才有力气！"以此为目标也很有效。

超慢跑不是竞速运动。不过当你养成习惯后，不妨踊跃参加马拉松大赛。参加马拉松大赛时不要与其他跑者竞争速度，而是以跑完为目的，鼓励自己跑完5千米或10千米。当你拿到写着自己姓名的证书时，那种喜悦的心情是无法用言语来形容的。许多平时没有运动习惯的跑者，在跑完之后都会相当感动。习惯超慢跑的运动模式之后，跑完10千米的目标再也不是遥不可及的梦想。

· 介绍马拉松大赛相关讯息、活动的网站：

http://www.runchina.org.cn/（中国马拉松）

Point

设立目标的秘诀

1 不要以成果为目的，以"努力的量"为目标。

2 具体的数字不重要，完成超慢跑才是重点。

● 守则6　给自己3周时间

人只要遇到自己喜欢的或是有趣的事物，即使难度很高，也会努力去做。进行自己能负荷的运动，真的是一件十分畅快、舒服的事情。**如果你很喜欢超慢跑，而且积极投入，它将会成为你一辈子都能坚持的运动。**

不过任何事总有感到倦怠的时候，如果突然觉得对超慢跑的兴趣已经没那么浓厚，该怎么提升对超慢跑的兴趣呢？关键就在于随时记得超慢跑带给你的好处。例如：

"减肥失败了好几次，这次终于成功了！"

"爬楼梯时，终于不会气喘如牛了！"

找到越多能带给你成就感的惊喜改变，自然就会越想坚持下去。

要展现运动成效，首先需设定清楚明了的指标。想要减肥的人，就要记录好体重与体脂率。如果有肌肉酸痛或其他状况，也要记录在本子里，方便日后掌握身体状况的变化。

其次，获得身边亲友的认可也是很重要的因素。主动积极地向家人与朋友说明自己目前正在做什么事吧！ 这个举动还有另外一层意义，**因为向他人宣示决心，可以避免自己打退堂鼓。**

除此之外，想要实际感受到成果，偶尔勉强自己也很重要。虽然我强烈反对设立绝对无法达成的计划、勉强自己全心投入的行为，但也不能因为这样就设立"花10年慢慢达成"的轻松目标，毫无难度的计划反而容易半途而废。随着时间流逝却迟迟看不见成效，会慢慢消磨一个人的斗志，让其难以坚持下去。

　　下定决心从事超慢跑之后，刚开始不妨稍微努力一点。每个人的身体状况不同，一般运动3周就可以看到身体的改变，再者则需要3个月左右。只要稍微努力，**你一定也能完成1～3个月的超慢跑运动计划。当你见到成效后，自然会想要坚持下去，久而久之就能养成习惯。**

Point

坚持超慢跑，这样做就对了！

1 设定目标，随时为自己记录跑步的过程。

2 向家人或朋友报告成果，可以获得更多信心与称赞。

3 给自己3周时间，你可以感受到身体前所未有的改变。

● 守则7   别怕，随时都能从头来过

相信很多人都有下定决心每天晨跑，却坚持不到一周就以失败告终的经历。**抱着"每天都要做"的想法硬逼自己时，只要一天没做到就会产生挫折感。**

此外，每天运动很容易造成运动伤害，所以我不建议大家天天运动。根据第3章介绍的《运动测验与运动处方指南》的内容，每周最好有两天休息日，因此每周运动3～4天的目标是最轻松合宜的。

话说回来，再怎么合宜的标准，难免还是会发生一周完全没慢跑，或是工作太忙，回过头来才发现一个月都没运动的情况。

"唉，我果然没有毅力坚持下去。"遇到这种情况时，你会选择就这么放弃？还是——

"哎呀！原来我有一阵子没跑步啦！好吧，从头再来吧！"重新展开运动计划？

能坚持运动与无法坚持运动的关键就在这个想法上。我也曾经因为身体不适，暂停了好几个月的慢跑，不过那只是暂时中断而已，身体逐渐康复后我又重新开始超慢跑，慢慢地恢复到与过去相同的运动强度。

因故没有坚持下去，也请想成这只是暂时休息，只要重新来过就好。**保持身体健康，轻松活动身体，真的是一件相当开心的事情，所以，为了享受自己的人生，请坚持超慢跑的运动习惯。**

第 5 章总结

坚持超慢跑的七大秘诀

◉ 千万不要忍着痛苦，勉强自己。

◉ 生活即跑步，跑步即生活。

◉ 为自己记录，你会跑得更有动力。

◉ 一个人跑很轻松，两个人跑更愉快。

◉ 设定目标，冲冲冲！

◉ 给自己三周时间。

◉ 别怕，随时都能从头来过。

后 记

关于超慢跑运动的一切，我已经全部介绍完毕。你是否心动了呢？

没有亲身体验过，就无法实际感受到跑完的畅快和成效。无论你是接受本书的观点，还是怀有一丝疑虑，都欢迎你亲身体验一次超慢跑。

图书在版编目（ＣＩＰ）数据

惊人的超慢跑 /(日) 梅方久仁子 著；游韵馨译
. -- 南昌：江西科学技术出版社, 2018.9(2024.7重印)
　 ISBN 978-7-5390-6489-5

　 Ⅰ.①惊… Ⅱ.①梅…②游… Ⅲ.①跑—健身运动
—基本知识 Ⅳ.①R161.1

中国版本图书馆CIP数据核字(2018)第187044号

国际互联网（Internet）地址：http://www.jxkjcbs.com
选题序号：ZK2017162
版权登记号：14-2018-0145
责任编辑 魏栋伟
项目创意/设计制作 快读慢活
特约编辑 周晓晗
纠错热线 010-84766347

CHO SLOW JOGGING NYUMON　　YUKKURI HASHIREBA KENKO NI NARU
© 2010 Kuniko Umekata
First published in Japan in 2010 by KADOKAWA CORPORATION, Tokyo.
Simplified Chinese translation rights arranged with KADOKAWA CORPORATION, Tokyo
through FORTUNA Co., Ltd.

惊人的超慢跑　(日) 梅方久仁子 著　　游韵馨 译

出版发行	江西科学技术出版社	
社　　址	南昌市蓼洲街2号附1号 邮编 330009	
	电话:(0791) 86623491　86639342(传真)	
印　　刷	天津联城印刷有限公司	
经　　销	各地新华书店	
开　　本	880mm×1230mm　1/32	
印　　张	4.5	
字　　数	82千字	
印　　数	41001-46000册	
版　　次	2018年9月第1版　2024年7月第8次印刷	
书　　号	ISBN 978-7-5390-6489-5	
定　　价	52.00元	

赣版权登字 –03-2018-310　　版权所有 侵权必究
（赣科版图书凡属印装错误，可向承印厂调换）

快读·慢活®

《减糖生活》

正确减糖，变瘦！变健康！变年轻！

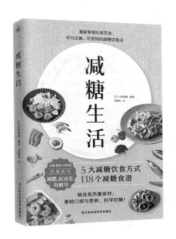

　　大多数人提起减糖，要么就是不吃主食，要么就是只看到"减"字，结果虽然控制了糖类的摄入，但是把本该增加的肉类、鱼类、蛋类等蛋白质也减少了。

　　本书由日本限糖医疗推进协会合作医师水野雅登主编，介绍了肉类、海鲜类、蔬菜类、蛋类、乳制品等九大类食材在减糖饮食期间的挑选要点，以及上百种食品的糖含量及蛋白质含量一览表。书中还总结了5大饮食方式，118个减糖食谱，帮你重新审视日常饮食，学习正确、可坚持的减糖饮食法，帮助你全面、科学、可坚持地减糖，让你变瘦、变健康、变年轻！

　　减糖原本的目的并不是为了减肥，而是一种保持健康的饮食方式。愿本书能够陪伴大家正确认识减糖，轻松实践可坚持的减糖生活，通过减糖获得健康的体魄，还能在美容、精神方面收获意外的效果。

《免疫力》

改善肠道环境，增强免疫力，打造抗癌体质！

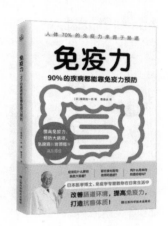

要想打造能够击退癌细胞的抗癌体质，关键在于增强免疫力。那该如何增强免疫力呢？

日本医学博士、免疫学专家藤田纮一郎首次公开增强免疫力的秘诀。书中以 Q&A 的形式，分析解答了肠道微生物、肠道菌群、肠道环境与人体免疫力之间的关系，并介绍了防癌食材、保健小菜等 18 大饮食方法，笑口常开、细嚼慢咽等 16 大生活习惯，全面讲解了增强免疫力的方法。这些知识简单易懂，方法易操作，让你在日常生活中就能轻松实践，帮你快速增强免疫力，预防大肠癌、乳腺癌和宫颈癌等高发癌症！

癌症并不是老年人的专利，随着癌症发病的年轻化，每个人都应该引起重视。预防癌症，从增强免疫力开始！

快读·慢活®

《不疲劳的生活》

写给都市易疲劳人群的解压、抗疲劳大全!

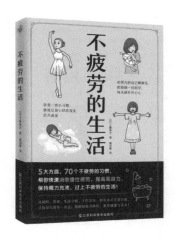

你在日常生活中是否有这些感受?

只是爬个楼梯就喘不上气来;睡得很好可醒来以后依然觉得累;减肥期间忍不住暴饮暴食;长期饱受头晕目眩的困扰;辗转反侧难以入眠;经常累到一动不想动;总是忙忙碌碌没时间休息……

日本女性医学学会、日本肥胖学会指定医师工藤孝文教你通过改变习惯,重获健康与活力。书中从睡眠、饮食、生活习惯、工作方法、解压方式等5个方面,介绍了70个切实可行、简单易操作的消除疲劳的好习惯。每天改变一点点,就能立刻消除疲劳,改善易疲劳体质,提高免疫力!让你睡得更香,吃得更好,生活更规律,工作更高效,身心更放松!

翻开本书,了解消除疲劳、放松身心的秘诀,给努力的自己解解压,把烦恼一扫而空,每天都开开心心。

快读·慢活®

《女人都想要的暖养指南》

暖暖的女人不生病! 来自日本名医世家的女性暖养宝典!

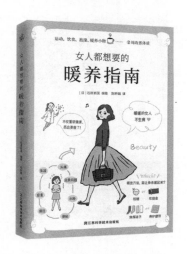

当代很多女性都是"寒性体质"。体寒是万病之源。

日本祛寒名医写给每一位女性的暖养指南。通过温暖体质,改善各种身体不适,让每位女性都能收获美丽和健康。

本书从运动、饮食、泡澡、暖养小物以及分季节祛寒要点等多个方面,介绍了让每位女性在生活中就能轻松实践的暖养妙招,有效解决头痛、失眠、便秘、痛经、不孕、皮肤干燥等各种烦恼。不仅包含 10 大运动方法、13 种饮食法则、7 大泡澡指南,还有多种一年四季都适用的暖养小物和穿搭推荐,简单易操作,让你在生活暖养自己,做健康美人!

快读·慢活®

从出生到少女，到女人，再到成为妈妈，养育下一代，女性在每一个重要时期都需要知识、勇气与独立思考的能力。

"快读·慢活®"致力于陪伴女性终身成长，帮助新一代中国女性成长为更好的自己。从生活到职场，从美容护肤、运动健康到育儿、家庭教育、婚姻等各个维度，为中国女性提供全方位的知识支持，让生活更有趣，让育儿更轻松，让家庭生活更美好。